JN063332

抗リン脂質抗体症候群・
好酸球性多発血管炎性肉芽腫症・
結節性多発動脈炎・
リウマトイド血管炎の

治療の手引き 2020 ────

編 集

厚生労働科学研究費補助金
（難治性疾患政策研究事業）
難治性血管炎に関する調査研究
針谷正祥

診断と治療社

治療の手引きの**クイックリファレンス**

1 治療の手引き作成の背景と目的

　厚生労働科学研究費補助金（難治性疾患政策研究事業）難治性血管炎に関する調査研究班の重要な役割の1つに，指定難病の診療ガイドライン作成があります．2014〜2016年度の本研究班では，「ANCA関連血管炎の診療ガイドライン2017」を作成し，顕微鏡的多発血管炎と多発血管炎性肉芽腫症の治療法の推奨（Part 1）とANCA関連血管炎全般に関する解説（Part 2）を医療従事者および患者さん向けに提供しました．2017〜2019年度では，本研究班が担当する指定難病のうち，2014〜2016年度に作成できなかった疾患の診療ガイドラインを作成することとなりました．

　本治療の手引きは，成人の抗リン脂質抗体症候群（APS），好酸球性多発血管炎性肉芽腫症（EGPA），結節性多発動脈炎（PAN），リウマトイド血管炎（RV）について，日本における診療レベルを標準化し患者さんが日本全国どこでも同様な治療を受けられるようにすること，患者さんの生活の質と予後を改善させることを目的としています．

2 治療の手引きの使い方

　臨床現場における意思決定の際に，本書を判断材料の1つとして役立てるためにも，正しく使用していただきたいと思います．

【使用上の注意】
- 本治療の手引きは，APS，EGPA，PAN，RVの診療にあたる医師をおもな利用者と想定しています．また，患者さんやご家族の方も利用できるようにしました．

- 患者さん向けの資料として，「クイックリファレンス」を設けました．しかし，これ以外の部分につきましては，医療従事者以外の方にはわかりにくい内容が多く含まれることを，どうかご理解ください．

- 本治療の手引きの推奨は，成人のAPS，EGPA，PAN，RVが対象です．推奨された治療を行う前に，治療対象となる患者さんの診断名が，これらの疾患であるかを確認してください．なお，小児のPANについては推奨文とは別に，治療の現状を記載しました（☞p62）.

- 治療の手引きは実際の治療を束縛するものではあ

りません．これらの疾患の診療に精通した専門医や治療経験が豊富な医師は，治療の手引きの推奨・提案とは異なる治療を行うことがあります．また，治療の手引きで示されるのは一般的な治療方法であるため，必ずしも個々の患者さんの状況にあてはまるとは限りません．臨床現場においての最終的な判断は，主治医と患者さんが協働して行わなければならないことをご理解ください．

- これらの疾患の診療経験あるいは推奨される薬剤の使用経験が少ない医師は，それらの経験が豊富な医師に可能であれば相談してください．また，これらの疾患は様々な臓器に症状がみられるので，関連する領域の専門医と協力しての治療が望まれます．

- 本治療の手引きは保険適用外の薬剤についても記載しました．しかし，保険適用外の薬剤・治療は，一般には奨励できません．このため，推奨では保

険適用外であることを明記しました.

● 本治療の手引きの推奨は 2018 年 12 月までのエビデンスをもとに作成されました. 今後, 研究の発展や医療環境の整備とともに治療法が変化・進歩することがあり, 本治療の手引きもこれに応じて定期的に改訂される予定です.

● 本治療の手引きは臨床現場で医師や患者さんが, 適切な判断や決断を下せるように支援する目的で作成されました. 医事紛争や医療裁判の資料としての利用は, その目的から逸脱しているので用いないでください.

3 クリニカルクエスチョンと推奨

　診療の現場において意見が分かれる, あるいは判断に迷う点を疑問文であらわしたものがクリニカルクエスチョン(CQ)であり, CQ に対する回答が推奨です. APS, EGPA, PAN, RV の診療にかかわる医師からなるワーキンググループ会議が開かれ, 患者さん, 診療ガイドライン作成専門家の意見を取り入れるとともに, 「エビデンスの確実性」「利益と害の大きさとバランス」「患者さんの価値観と意向」「資源」の 4 つの要因を総合的に検討し, 推奨を作成しました. 推奨の詳しい作成過程は, 「Ⅲ. システマティックレビュー, エビデンスの確実性の評価と推奨の作成(p11)」を, その読み方については, 「推奨と解説の読み方」(pⅳ)を参照してください.

「推奨する」と「提案する」の違いは?

　推奨の強さの違いです. 「推奨する」は強い推奨で, 「提案する」は弱い推奨です. イメージとしては, 典型的なケースにおいて, 「推奨する」とは「90% 以上の人は行うであろう内容」であり, 「推奨する」を「~をおすすめします」といいかえるとイメージしやすいでしょう. 一方, 「提案する」は「60~90% の人は行うであろう内容」であり, 「提案する」を「~をしてもよいでしょう」といいかえるとイメージいただけると思います.

　なお, 推奨あるいは提案された治療であっても, 必ずしも個々の患者さんの状況にあてはまるとはかぎりません〔クイックリファレンス「使用上の注意」(pⅰ)参照〕.

「エビデンスの確実性」とは?

　患者さんにとって重要な治療指標〔死亡は減少したか(死亡), 病気が十分におさまったか(寛解), 入院を要するような重症な合併症がみられたか(重篤合併症発現)など〕に関する研究結果をまとめた内容の「確からしさ」のことです. 複数の要因をもとに判定し, 「高」, 「中」, 「低」, 「非常に低」の 4 段階に分

けます. 真の効果とエビデンス(=研究論文)から推定した効果の大きさが同程度かどうかについての「確からしさ」を意味します. エビデンスの確実性が高いほど両者が同程度と確信されます. 逆にエビデンスの確実性が低いと, 真の効果とエビデンスから推定した効果の大きさ(効果推定値)が異なる可能性が高いと考えられます.

「推奨の強さ」と「エビデンスの確実性」の関係は?

　推奨の強さは前述した 4 つの要因で決まります. 「エビデンスの確実性」は推奨の強さを決める 1 つの要因ですが, エビデンスの確実性のみで推奨の強さが決まるわけではありません. しかし, エビデンスの確実性が非常に低い場合には, 一般的に弱い推奨にすることが提唱されています.

保険適用外とは?

　日本の健康保険では認められていない治療のことです. 保険診療では使用できないため, 一般には奨励されません.

4 推奨と解説の読み方

推奨と解説の
読み方

　ここでは，「推奨」に記載された内容の読み方と**推奨作成関連資料**の使い方について，解説します．「エビデンスの確実性」「利益と害の大きさとバランス」「患者さんの価値観と意向」「資源」の四要因が，どのように判断されて推奨が作成されたのか理解を深めるために，本項を役立てて下さい．

●推奨

推奨文とコメントが書かれています．推奨の強さとエビデンスの確実性の関係については，クイックリファレンスの p ii を参照してください．

3. CQ1 の推奨と解説

CQ 1-1	血栓症既往のない高リスクの抗リン脂質抗体陽性者への血栓予防治療として低用量アスピリンは有用か？

	推奨	推奨の強さ	エビデンスの確実性
①	血栓症既往のない高リスク*1の抗リン脂質抗体陽性者への血栓予防治療として，低用量アスピリンを提案する．	弱い	非常に低

*1: 高リスクとは全身性エリテマトーデス，抗リン脂質抗体三種*2陽性，抗リン脂質抗体スコア高値*3，グローバル抗リン○○ア高値*4や既知の血栓症リスク要因を複数有する者などをいう．いずれも 12 か月以上の間隔で 2 回陽性の○○
○○三種とはループスアンチコアグラント，抗カルジオリピン抗体，抗β_2GPI 抗体をいう．
○○スコアとは，ループスアンチコアグラント（活性化部分トロンボプラスチン時間，カオリン凝固時間
○○時間），抗カルジオリピン抗体，抗β_2GPI 抗体，フォスファ○○
○○スコア化した合計スコアで判定する[1]．ループスアンチコア○○
○○のみ保険適用である．また，フォスファチジルセリン依存性抗○○
○○ン脂質抗体スコア GAPSS とは，脂質異常症，高血圧症，抗○○
○○ン依存性抗プロトロンビン抗体，ループスアンチコアグラ○○
○○フォスファチジルセリン依存性抗プロトロンビン抗体は保険適用外である．
○○抗リン脂質抗体スコアおよびグローバル抗リン脂質抗体スコアに関する詳細○○

●背景

このCQが取り上げられた理由について書かれています．

1 背景

　血栓症の既往のない aPL 陽性者の血栓症の発症抑制に薬物治療が必要かどうかは重要な問題である．特に SLE をはじめとする結合組織病の患者ではしばしばこの抗体が測定され，血栓症の既往のない抗体陽性者が認められる．これらの抗体陽性者に対して，血栓症の予防的治療をすべきか，あるいは副作用の問題があるため行うべきでないかは重要な問題である．他疾患の血栓予防で用いられるアスピリンが本病態に有用であるか検討することは重要である．

2 解説（エビデンスの要約）

検索して得られた論文（1 回目 900 論文，2 回目 1,069 ○○○○○○○○○○○○ T）1 論文，非 RCT ○○○○○○○○○○○○際，本 CQ の条○○○○○○○○○○○クを満たすこ○○○○○○○○○○○リスクが○○

●解説（エビデンスの要約）

採用されたエビデンスの要約が書かれています．**推奨作成関連資料「エビデンスプロファイル」**（p vi）を，エビデンスプロファイルのないCQについては採用された個々の論文の要約「アブストラクトテーブル」を参照しながら読み進めてください．なお，エビデンスの検索過程は**推奨作成関連資料「文献検索式と文献選択」**に書かれています．

○○かし，RCT では○○まれていたこ○○で 0 人）研究が○○かったことなど○○い効果である重○○もに発生がなく○○

　非 RCT では○○LDA により減○○304〜−116）〕．一方，望ましくない効果であ○○出血は，4 つの研究で調査されたが，両群○○発生○○はなかった．

●ワーキンググループ会議

推奨を決定する四要因（「「エビデンスの確実性」「利益と害のバランス」「価値観や意向」「資源（コストやリソースなど）」」）に関して，ワーキンググループ会議での検討内容が書かれています．**推奨作成関連資料「エビデンスプロファイル」**あるいは「アブストラクトテーブル」と，これをもとに書かれた「Evidence to Decision テーブル」をみながら，以下の項目を順番に読み進めてください．

3 ワーキンググループ会議

① アウトカム全般に関するエビデンスの確実性はどうか？

　RCT では○○○○○○○○○

●アウトカム全般に関するエビデンスの質（確実性）はどうか？

「エビデンスプロファイル」に記載された，グレードダウンの五要因の判定結果，アウトカムごとのエビデンスの確実性および推奨文全体のエビデンスの確実性を示しています．個々の研究論文におけるバイアスのリスクは，**推奨作成関連資料「リスク・バイアステーブル」**を参照してください．

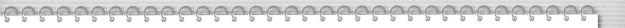

●利益と害のバランスはどうか？

各CQで取り上げた2つの治療を比較した場合の望ましい効果と望ましくない効果のバランスを記載しています.「エビデンスプロファイル」に示された,各アウトカムの効果推定値とその信頼区間を参照して読み進めてください.

患者の価値観や意向はどうか？

患者さんが主要なアウトカムを重視する程度について不確実性があるかどうか,検討しています.医療消費者へのインタビュー結果なども踏まえて記載しています.

正味の利益とコストや資源のバランスはどうか？

前述した『利益と害のバランスはどうか？』の検討結果,治療に必要な医療費,施設やスタッフなどの医療資源の必要性について記載しています.

推奨のグレーディング

これまでの検討結果を踏まえて,CQに対する推奨とその強さを決定した過程が書かれています.

---

② 利益と害のバランスはどうか？

RCTと非RCTでは血栓症発生について,逆の方向性であるため,望ましい効果は「様々である」.しかし,RCTでは前述のような問題点がある一方,非RCTでは,LDAによる血栓症発生抑制効果は大きかった.以上から,望ましい効果は得られると考えられた.望ましくない効果は,重篤な出血はほとんど認めず軽微なもののみであり,死亡もアスピリンと無関係と判断されている.以上から,効果のバランスは,「おそらく介入を支持する」とした.

③ 患者の価値観や意向はどうか？

「重大」なアウトカムである血栓症,死亡,重篤な出血については,「不確実性やばらつきは少ない」と思われる.医療消費者へのインタビューでは,あげられたアウトカムとその重要性について,賛同が得られた.

④ 正味の利益とコストや資源のバランスはどうか？

LDA 80〜100 mg/日内服のみなのでコストは低く（後発医薬品100 mg錠 薬価1錠5.7円 1か月約175円）,いかなる医療機関でも処方可能であり医療資源の必要性は小さい.利益と害のバランスの判断結果とあわせ,「おそらく介入を支持する」.ただし,血栓症を発症した際には急性期にかかる費用,後遺症が生じる可能性がある.

⑤ 推奨のグレーディング

RCTと非RCTでは血栓症発生について,逆の方向性であった.しかし,RCTでは前述のような〔問題点が〕ある一方,非RCTでは,LDAにより血栓〔症発生抑制〕効果は大きかった.以上から,LDAには望〔ましい効果〕はおそらくあり,と考えられる.また,重〔篤な出血な〕どの,望ましくないアウトカムはほとんど〔なく,また〕アスピリンは低薬価,あらゆる医療機関で〔処方可能〕であるが,血栓症が起った場合には後遺症・〔費用など〕で問題が生じる.エビデンスの確実性も「非〔常に弱い〕」あり,「提案」（弱い推奨）とした.

4 関連する他の診療ガイドライン等の記載

欧州リウマチ学会（EULAR）の推奨（2019）では下記のように記載された[4].

常症など）の有無にかかわらず予防的にLDA（75〜100 mg/日）の服用が推奨される.

②血栓症や産科的合併症を有さないSLE患者

A）高リスクのaPLプロファイルを有する患者ではLDAの服用が推奨される.

B）低リスクのaPLプロファイルを有する患者ではLDAの服用を考慮する.

③産科的なAPSの既往のみの妊娠していない人に対しては適切なリスク・ベネフィットの評価をした後にアスピリンの服用が推奨される.

推奨の方向性は同様であるが,推奨の強さに関して,本「治療の手引き」とは異なっていた.

5 今後の研究の可能性

血栓症の発症抑制への効果は試験によって「様々」であり高リスクのaPL陽性者における長期RCTによる有効性の検討が必要である.また,採用論文では重大な出血は認められなかったが,日本人における重大な出血の発現の頻度の検討が必要である.

6 採用論文リスト

Erkan D, et al. Arthritis Rheum 2007；56：2382-2391.

Hereng T, et al. Lupus 2008；17：11-15.

Tektonidou MG, et al. Arthritis Rheum 2009；61：29-36.

Erkan D, et al. Rheumatology（Oxford）2002；41：924-929.

Pengo V, et al. Blood 2011；118：4714-4718

●関連する他の診療ガイドラインの記載

本治療の手引きと他の診療ガイドラインの推奨内容の整合性についてまとめてあります.

参考文献

1）Otomo K, et al. Arthritis Rheum 2012；64：504-512.

2）Sciascia S, et al. Rheumatology（Oxford）2013；52：1397-1403.

3）Oku K. J Clin Immunol 2017；40：435-441.

4）Tektonidou MG, et al. Ann Rheum Dis 2019；78：

アウトカム　　グレードダウンの五要因とその評価結果　　メタアナリシス結果（効果推定値と信頼区間を含む）

エビデンスプロファイル RCT*

| No of studies | Study design | Certainty assessment | | | | | № of patients | | Effect | | Certainty | Importance |
		Risk of bias	Inconsistency	Indirectness	Imprecision	Other considerations	LDA 81 mg	none	Relative (95% CI)	Absolute (95% CI)		
一次血栓（観察期間平均2.3年）												
1	randomised trial	serious[1]	not serious	serious[2]	very serious[3,4]	none	3/48	0/50	Infinity (Nan to Infinity)	62 more per 1,000 (from 59.8 fewer to 131 more)	⊕○○○ VERY LOW	CRITICAL
死亡（アスピリンと無関係）												
1	randomised trial	serious[1]	not serious	serious[2]	very serious[3,5]	none	1/48	1/50	RR 1.04 (0.067 to 16.2)	1 more per 1,000 (from 55.2 fewer to 56.9 more)	⊕○○○ VERY LOW	CRITICAL
重篤な出血												
1	randomised trial	serious[1]	not serious	not serious	very serious[3,4]	none	0/48	0/50	Not etsimable	Not etsimable	⊕○○○ VERY LOW	CRITICAL
重篤な有害事象												
1	randomised trial	serious[1]	not serious	not serious	very serious[3,4]	none	0/48	0/50	Not etsimable	Not etsimable	⊕○○○ VERY LOW	CRITICAL

CI : confidence interval，RR : risk ratio
* : 採用されたもののデータが利用できず解析できなかったアウトカムは，表に記載していない
1 : event 数が少なかったため，試験が予定より早く打ち切られた
2 : 高リスクではない症例が相当数含まれる
3 : イベント・サンプル数が最適情報量の基準を満たさない
4 : コントロールでイベント発生なし

アウトカムごとのエビデンスの確実性

アウトカムの重要性

●エビデンスプロファイル

推奨を作成する過程で利用する大切な資料です．ここには，システマティックレビューで採用された研究論文について，エビデンスの確実性の評価結果とメタアナリシスの結果がアウトカムごとに書かれています．

【参考】抗リン脂質抗体スコア（sPL-S）とグローバル抗リン脂質抗体スコア（GAPSS）

抗リン脂質抗体スコア（aPL-S）

ループスアンチ コアグラント		aPL score				aPL score
aPTT		5	抗カルジオリピン抗体	IgG	高力価	20
確認試験（比）	1.3<	2			低・中力価	4
	1.1<	1		IgM		2
カオリン 凝固時間		8	抗 β_2GPI 抗体	IgG	高力価	20
					低・中力価	6
希釈ラッセル 蛇毒時間		4		IgM		1
確認試験（比）	1.3<	2	ホスファチジルセリン 依存性 抗プロトロンビン抗体	IgG	高力価	20
					低・中力価	13
	1.1<	1		IgM		8

・陽性となったすべての自己抗体検査の結果のスコアを加算する
・30 点以上で高リスクと判定する

グローバル抗リン脂質抗体スコア（GAPSS）

	点数
抗カルジオリピン抗体（IgG and/or IgM）	5
抗 β_2GPI 抗体（IgG and/or IgM）	4
ホスファチジルセリン依存性 抗プロトロンビン抗体 （IgG and/or IgM）	3
ループスアンチコアグラント	4
脂質異常症	3
高血圧	1

・陽性となった自己抗体検査について，スコアを加算する
・すべての項目で陽性の場合，20 点となる
・16 点以上で高リスクと判定する

【参考文献】

1）Otomo K, et al. Arthritis Rheum 2012；64：504-512.
2）Sciascia S, et al. Rheumatology(Oxford) 2013；52：1397-1403．
3）Oku K. J Clin Immunol 2017；40：435-441.

【参考】1996 Five Factor Score(FFS)に含まれる5つの基準と本治療の手引きで使用する，好酸球性多発血管炎性肉芽腫症，結節性多発動脈炎の重症の定義

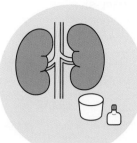

1日尿蛋白量
＞1g

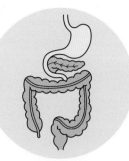

重症の消化管病変
（出血，穿孔，梗塞，膵炎）

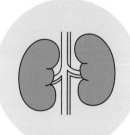

血清クレアチニン濃度
＞1.58 mg/dL

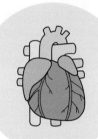

心筋病変

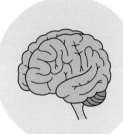

中枢神経病変

・1つ以上の基準が当てはまる場合は，「重症」
・1つの基準も当てはまらない場合は，「重症でない」
・ただし，1996 FFSは5年生存率に関連する因子であるため，これ以外にも重症と判断されうる臓器病変もあることが想定される

5 CQと推奨一覧

抗リン脂質抗体症候群（APS）

CQ 1　血栓症既往のない抗リン脂質抗体陽性者へ血栓予防治療を行うべきか？

	推奨	推奨の強さ	エビデンスの確実性
①	血栓症既往のない高リスク*1の抗リン脂質抗体陽性者への血栓予防治療として，低用量アスピリンを提案する．	弱い	非常に低
②	血栓症既往のない抗リン脂質抗体陽性者への血栓予防治療として，アスピリンにワルファリンを追加しないことを推奨する．	強い	低
③	基礎疾患に全身性エリテマトーデスを有する血栓症既往のない抗リン脂質抗体陽性者への血栓予防治療として，ヒドロキシクロロキンを提案する．	弱い	非常に低

*1：高リスクとは全身性エリテマトーデス，抗リン脂質抗体三種*2陽性，抗リン脂質抗体スコア高値*3，グローバル抗リン脂質抗体スコア高値*4や既知の血栓症リスク要因を複数有する者などをいう．いずれも12か月以上の間隔で2回陽性の必要がある．
*2：抗リン脂質抗体三種とはループスアンチコアグラント，抗カルジオリピン抗体，抗β_2GPI抗体をいう．
*3：抗リン脂質抗体スコアとは，ループスアンチコアグラント（活性化部分トロンボプラスチン時間，カオリン凝固時間，希釈ラッセル蛇毒時間），抗カルジオリピン抗体，抗β_2GPI抗体，フォスファチジルセリン依存性抗プロトロンビン抗体の力価によってスコア化した合計スコアで判定する．ループスアンチコアグラントは希釈ラッセル蛇毒試験法またはリン脂質中和法のみ保険適用である．また，フォスファチジルセリン依存性抗プロトロンビン抗体は保険適用外である．
*4：グローバル抗リン脂質抗体スコアGAPSSとは，脂質異常症，高血圧症，抗カルジオリピン抗体，抗β_2GPI抗体，フォスファチジルセリン依存性抗プロトロンビン抗体，ループスアンチコアグラントの有無でスコア化したものである．フォスファチジルセリン依存性抗プロトロンビン抗体は保険適用外である．
　抗リン脂質抗体スコアおよびグローバル抗リン脂質抗体スコアに関する詳細は，別誌総説（p19，参考文献3）を参考のこと．

CQ 2　静脈血栓症で発症した抗リン脂質抗体症候群において，どのような血栓予防治療を行うか？

	推奨	推奨の強さ	エビデンスの確実性
①	静脈血栓症で発症した抗リン脂質抗体症候群の血栓予防治療において，グルココルチコイドや免疫抑制薬よりもワルファリンを提案する．	弱い	非常に低
②	静脈血栓症で発症した抗リン脂質抗体症候群における血栓予防治療において，ワルファリンの治療強度*1は高強度よりも通常強度を提案する．	弱い	非常に低
③	静脈血栓症で発症した抗リン脂質抗体三種陽性*2の抗リン脂質抗体症候群の血栓予防治療において，リバーロキサバンよりもワルファリンを提案する．	弱い	低

*1：ワルファリンの通常強度とはプロトロンビン時間国際標準比1.5〜2.5とする．高強度は日本における基準はないが海外ではプロトロンビン時間国際標準比3〜4とされる．
*2：抗リン脂質抗体三種陽性とはループスアンチコアグラント，抗カルジオリピン抗体，抗β_2GPI抗体の三種類が陽性になるものをいう．

CQ 3	動脈血栓症で発症した抗リン脂質抗体症候群において，どのような血栓予防治療を行うか？

	推奨	推奨の強さ	エビデンスの確実性
①	動脈血栓症で発症した抗リン脂質抗体症候群の血栓予防治療において，ワルファリン単独よりも抗血小板薬（単独もしくは2剤併用）または抗血小板薬とワルファリンの併用を提案する．	弱い	非常に低
②	動脈血栓症で発症した抗リン脂質抗体症候群の血栓予防治療において，アスピリン単独よりもアスピリンとワルファリンの併用を提案する．	弱い	非常に低
③	動脈血栓症で発症した抗リン脂質抗体三種陽性[*1]の抗リン脂質抗体症候群の血栓予防治療において，リバーロキサバンよりもワルファリンを用いることを提案する．	弱い	非常に低

[*1]：抗リン脂質抗体三種陽性とはループスアンチコアグラント，抗カルジオリピン抗体，抗β_2GPI 抗体の三種類が陽性になるものをいう．

CQ 4	劇症型抗リン脂質抗体症候群に対してどのような治療を行うか？

	推奨	推奨の強さ	エビデンスの確実性
①	劇症型抗リン脂質抗体症候群に対して，抗凝固療法とグルココルチコイドに，血漿交換[*1]または免疫グロブリン大量静注療法[*1]を併用することを提案する．	弱い	非常に低[*2]

[*1]：保険適用外．使用上の注意（pⅱ，p3）参照．
[*2]：ランダム化比較試験・治療比較研究がないため，エビデンスの確実性は「非常に低」とした．

●抗リン脂質抗体症候群の治療レジメンの選択

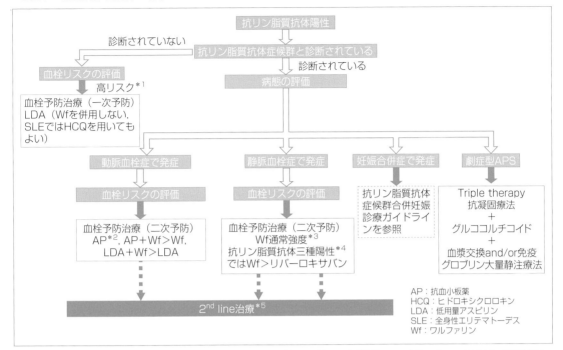

*1：高リスクとは，全身性エリテマトーデス，抗リン脂質抗体三種*4陽性，抗リン脂質抗体スコア高値，グローバル抗リン脂質抗体スコア高値や既知の血栓症リスク要因を複数有する者などをいう．いずれも12か月以上の間隔で2回陽性の必要がある．

*2：抗血小板薬二剤を用いてもよい．

*3：プロトロンビン時間国際標準比1.5〜2.5を目標とする．静脈血栓症で発症した高リスク例への治療として，高強度ワルファリンは，日本人におけるエビデンスが極めて乏しい．日本人におけるワルファリンの治療強度は，出血リスクがより高いことを考慮して低く設定されることが多い．

*4：抗リン脂質抗体三種陽性とはループスアンチコアグラント，抗カルジオリピン抗体，抗β_2GPI抗体(抗カルジオリピンβ_2GPI複合体抗体)の三種類が陽性になるものをいう．

*5：動静脈血栓症で発症した抗リン脂質抗体症候群に対する血栓予防治療(二次予防)が無効・もしくは合併症・副作用などによりできない場合，動脈血栓症は抗血小板薬中心，静脈血栓症はワルファリン中心に各種薬剤の併用を検討する．

・白矢印(⇩)は，抗リン脂質抗体症候群の診断・臓器障害・病態評価が確定した場合を示す．
・実線矢印(⬇)，実線の四角(☐)は，本治療の手引きの推奨文で提案した治療法またはその代替治療を示す．
・点線の四角(⋯)，点線矢印(⬇)はその他の治療を示す．

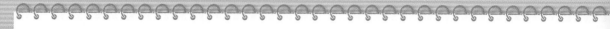

好酸球性多発血管炎性肉芽腫症（EGPA）

CQ 1	好酸球性多発血管炎性肉芽腫症の寛解導入治療では，どのようなレジメンが有用か？		

	推奨	推奨の強さ	エビデンスの確実性
①	重症でない*1好酸球性多発血管炎性肉芽腫症の寛解導入治療では，グルココルチコイドとアザチオプリンの併用よりもグルココルチコイド単独による治療を提案する．	弱い	非常に低
②	重症でない*1好酸球性多発血管炎性肉芽腫症に対してグルココルチコイド単独による寛解導入治療が効果不十分の場合，アザチオプリンよりも静注シクロホスファミドパルスをグルココルチコイドに追加併用することを提案する．	弱い	非常に低
③	グルココルチコイド単独あるいはグルココルチコイドに免疫抑制薬を併用しても，寛解とならなかったか，寛解後に再発した治療抵抗性の好酸球性多発血管炎性肉芽腫症の寛解導入治療では，メポリズマブを併用することを推奨する．	強い	中

*1：重症でないとは，1996 FFS＝0，すなわち血清クレアチニン濃度＞1.58 mg/dL，1 日尿蛋白量＞1 g，重症の消化管病変（出血，穿孔，梗塞，膵炎），心筋病変，中枢神経病変，のいずれも満たさない症例を指す．ただし，1996 FFS は 5 年生存率に関連する因子であるため，1996 FFS＝0 であっても重症と判断されうる臓器病変もあることが想定される．

CQ 2	好酸球性多発血管炎性肉芽腫症の寛解維持治療では，どのようなレジメンが有用か？		

	推奨	推奨の強さ	エビデンスの確実性
①	好酸球性多発血管炎性肉芽腫症の寛解維持治療では，グルココルチコイド＋経口シクロホスファミドよりも，グルココルチコイド＋メトトレキサート*1 を提案する．	弱い	非常に低

*1：保険適用外．使用上の注意（p ii，p3）参照．

CQ 3	末梢神経障害の残存する好酸球性多発血管炎性肉芽腫症の治療では，免疫グロブリン大量静注療法の併用は有用か？		

	推奨	推奨の強さ	エビデンスの確実性
①	グルココルチコイド単独あるいはグルココルチコイド＋免疫抑制薬治療でも末梢神経障害が残存する好酸球性多発血管炎性肉芽腫症では，免疫グロブリン大量静注療法の併用を提案する．	弱い	低

●好酸球性多発血管炎性肉芽腫症の治療レジメンの選択

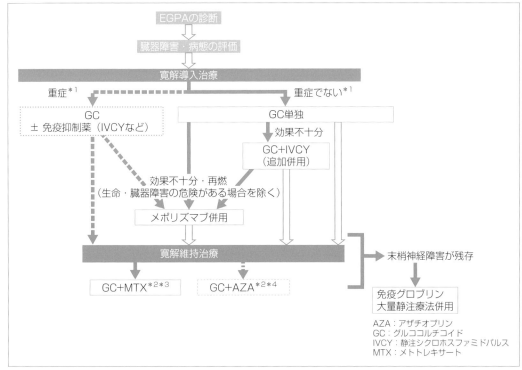

*1：重症とは，1996 FFS≧1，すなわち血清クレアチニン濃度＞1.58 mg/dL，1日尿蛋白量＞1 g，重症の消化管病変（出血，穿孔，梗塞，膵炎），心筋病変，中枢神経病変，のいずれかを満たす症例を指す．重症でないとは，これらのいずれも満たさない症例を指す．ただし，他にも重症と判断されうる臓器病変もある．

*2：グルココルチコイド単独で寛解導入された場合はグルココルチコイド単独．寛解導入治療でメポリズマブを使用した場合は，メポリズマブを継続することもある．

*3：保険適用外．使用上の注意（pⅱ，p3）参照．

*4：アザチオプリンの開始前にNUDT15遺伝子多型検査を行い，本剤の適応を判断すること．

・白矢印(⇩)は，好酸球性多発血管炎性肉芽腫症の診断・臓器障害・病態評価が確定した場合，および寛解導入治療が有効であった場合を示す．
・実線矢印(⬇)，実線の四角(▢)は，本治療の手引きの推奨文で提案した治療法またはその代替治療を示す．
・点線の四角(▢)，点線矢印(⬇)はその他の治療を示す．

結節性多発動脈炎（PAN）

CQ 1　結節性多発動脈炎に対して有用な治療はあるか？

	推奨	推奨の強さ	エビデンスの確実性
①	重症*1の結節性多発動脈炎に対する寛解導入治療では，グルココルチコイド単独よりも，グルココルチコイド＋静注シクロホスファミドパルスまたは経口シクロホスファミドを提案する．	弱い	非常に低
②	重症でない*2結節性多発動脈炎の寛解導入治療では，グルココルチコイド＋アザチオプリンよりもグルココルチコイド単独を提案する．	弱い	非常に低
③	重症でない*2結節性多発動脈炎に対してグルココルチコイド単独による寛解導入治療が効果不十分の場合，静注シクロホスファミドパルスまたはアザチオプリン*3をグルココルチコイドに追加併用することを提案する．	弱い	非常に低

*1：重症とは，1996 FFS≧1，すなわち血清クレアチニン濃度＞1.58 mg/dL，1日尿蛋白量＞1 g，重症の消化管病変（出血，穿孔，梗塞，膵炎），心筋病変，中枢神経病変，のうち1つ以上を満たす症例を指す．ただし，1996 FFS は5年生存率に関連する因子であるため，1996 FFS＝0 であっても重症と判断されうる臓器病変もあることが想定される．
*2：重症でないとは，1996 FFS＝0，すなわち血清クレアチニン濃度＞1.58 mg/dL，1日尿蛋白量＞1 g，重症の消化管病変（出血，穿孔，梗塞，膵炎），心筋病変，中枢神経病変，のいずれも満たさない症例を指す．ただし，1996 FFS は5年生存率に関連する因子であるため，1996 FFS＝0 であっても重症と判断されうる臓器病変もあることが想定される．
*3：アザチオプリンの開始前に NUDT15 遺伝子多型検査を行い，本剤の適応を判断すること．

CQ 2　皮膚動脈炎（皮膚型結節性多発動脈炎）に対して有用な治療法はあるか？

	推奨	推奨の強さ	エビデンスの確実性
①	皮膚潰瘍や壊疽など皮膚症状が難治性もしくは重症な皮膚動脈炎（皮膚型結節性多発動脈炎）に対して，経口グルココルチコイドの使用を提案する．	弱い	非常に低*3
	効果不十分の場合は，経口グルココルチコイドに免疫抑制薬（シクロホスファミド，アザチオプリン*1，ミコフェノール酸モフェチル*2，メトトレキサート*2），ジアフェニルスルホン（ダプソン）*2，リツキシマブ*2，インフリキシマブ*2やワルファリン*2の追加を考慮してもよい．		

*1：アザチオプリンの開始前に NUDT15 遺伝子多型検査を行い，本剤の適応を判断すること．
*2：保険適用外．使用上の注意（p ii，p3）参照．
*3：ランダム化比較試験・治療比較研究がないため，エビデンスの確実性は「非常に低」とした．

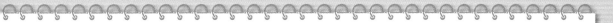

●結節性多発動脈炎の治療レジメンの選択

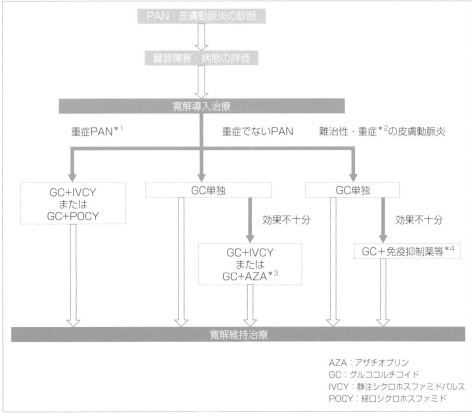

*1：重症とは，1996 FFS≧1，すなわち血清クレアチニン濃度＞1.58 mg/dL，1日尿蛋白量＞1 g，重症の消化管病変
　　（出血，穿孔，梗塞，膵炎），心筋病変，中枢神経病変，のいずれかを満たす症例を指す．ただし，このほかにも重症
　　と判断されうる臓器病変もある．
*2：皮膚潰瘍や壊疽など，皮膚症状が難治性もしくは重症であることを示す．
*3：アザチオプリンの開始前にNUDT15遺伝子多型検査を行い，本剤の適応を判断すること．
*4：免疫抑制薬（シクロホスファミド，アザチオプリン*3，ミコフェノール酸モフェチル*5，メトトレキサート*5），ジ
　　アフェニルスルホン（ダプソン）*5，リツキシマブ*5，インフリキシマブ*5やワルファリン*5の追加．
*5：保険適用外．使用上の注意（p ii，p3）参照．

・白矢印（⇩）は，結節性多発動脈炎・皮膚動脈炎の診断・臓器障害・病態評価が確定した場合，および寛解導入治療が有
　効であった場合を示す．
・実線矢印（⬇），実線の四角（□）は，本治療の手引きの推奨文で提案した治療法またはその代替治療を示す．

リウマトイド血管炎（RV）

CQ 1	リウマトイド血管炎に対してグルココルチコイドと免疫抑制薬の併用は有用か？		
	推奨	**推奨の強さ**	**エビデンスの確実性**
①	全身症状を伴うリウマトイド血管炎[*1]の寛解導入治療では，抗リウマチ薬あるいはグルココルチコイド単独よりも，グルココルチコイド＋静注シクロホスファミドパルスを提案する．	弱い	非常に低
②	皮膚に限局したリウマトイド血管炎の寛解導入治療では，抗リウマチ薬単独よりもグルココルチコイド＋アザチオプリン[*2]を提案する．	弱い	非常に低

[*1]：全身症状を伴うリウマトイド血管炎とは，血管炎による臓器病変があり漿膜炎や強膜炎などの関節外病変や発熱，体重減少を伴うリウマトイド血管炎を指す．
[*2]：アザチオプリンの開始前に NUDT15 遺伝子多型検査を行い，本剤の適応を判断すること．

CQ 2	リウマトイド血管炎に生物学的抗リウマチ薬は有用か？		
	推奨	**推奨の強さ**	**エビデンスの確実性**
①	治療抵抗性あるいは再発性のリウマトイド血管炎では，TNF 阻害薬あるいはリツキシマブ[*1]の使用を考慮してもよい．	弱い	非常に低[*2]

[*1]：保険適用外．使用上の注意（pⅱ，p3）参照．
[*2]：ランダム化比較試験・治療比較研究がないため，エビデンスの確実性は「非常に低」とした．

●リウマトイド血管炎の治療レジメンの選択

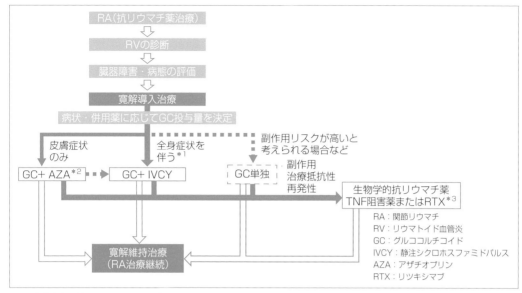

＊1：全身症状を伴うリウマトイド血管炎とは，血管炎による臓器病変があり漿膜炎や強膜炎などの関節外病変や発熱，体重減少を伴うリウマトイド血管炎を指す．間質性肺炎のみの症例は除く．

＊2：アザチオプリンの開始前にNUDT15遺伝子多型検査を行い，本剤の適応を判断すること．

＊3：保険適応外．使用上の注意（pⅱ，p3）参照．

・白矢印（⇩）は，リウマトイド血管炎の診断・臓器障害・病態評価が確定した場合，および寛解導入治療が有効であった場合を示す．

・実線矢印（⬇），実線の四角（□）は，本治療の手引きの推奨文で提案した治療法またはその代替治療を示す．

・点線の四角（⬚），点線矢印（⬇）はその他の治療を示す．

序

　血管炎症候群は血管壁の炎症に基づく血管の構造的変化，損傷，血流障害をもたらす疾患であり，その多くは希少性，原因不明，治療法未確立，患者の QOL に多大な影響を及ぼす難病です．厚生労働科学研究費補助金（難治性疾患政策研究事業）難治性血管炎に関する調査研究班は，2019 年度現在，指定難病に含まれる 9 種類の血管炎および関連する疾患の調査研究を担当しています．難治性血管炎に関する調査研究班はこれまでに，「ANCA 関連血管炎診療ガイドライン 2017」，「血管炎症候群の診療ガイドライン（2017 年改訂版）」を出版するとともに，血管炎に関する市民公開講座を全国各地で開催し，血管炎の啓発，診療水準の均てん化を目指して活動してまいりました．

　難治性血管炎に関する調査研究班では，2017 年度から 2019 年度にかけて，抗リン脂質抗体症候群，好酸球性多発血管炎性肉芽腫症，結節性多発動脈炎，リウマトイド血管炎に関する治療の手引きを作成しました．これらの疾患では，GRADE 法による診療ガイドライン作成に耐えうるほどの十分なエビデンスを現時点では得られないため，タイトルを治療の手引きとして，GRADE 法にできるだけ倣って作成することとしました．

　多忙ななか，本治療の手引きの作成にご協力いただいた患者の皆様，関連学会の皆様，難治性血管炎に関する調査研究班の班員の先生方とその関係者の皆様に，心より御礼申し上げます．本治療の手引きが，難治性血管炎の治療に活用され，今後の新しい治療法の開発の出発点となることを願っております．

2020 年 12 月

難治性血管炎に関する調査研究班 研究代表者

針谷正祥

目　次 Contents

V．治療の評価・普及・改訂 ·· 71

推奨作成関連資料は下記 Web ページの本書紹介ページにて掲載
[http://www.shindan.co.jp/]

執筆者一覧

◆統括委員会

委員長

針谷	正祥	東京女子医科大学

委員

渥美	達也	北海道大学大学院医学研究院
天野	宏一	埼玉医科大学総合医療センターリウマチ・膠原病内科
要	伸也	杏林大学医学部腎臓・リウマチ膠原病内科
高橋	啓	東邦大学医療センター大橋病院
田村	直人	順天堂大学医学部膠原病内科
長坂	憲治	青梅市立総合病院

◆抗リン脂質抗体症候群（APS）ワーキンググループ

渥美	達也*	北海道大学大学院医学研究院
奥	健志	北海道大学病院内科 II
勝又	康弘	東京女子医科大学医学部膠原病リウマチ内科学講座
加藤	将	北海道大学病院内科 II
難波	大夫	名古屋市立大学大学院医学研究科呼吸器・免疫アレルギー内科学
村川	洋子	島根大学医学部難病総合治療センター

◆好酸球性多発血管炎性肉芽腫症（EGPA）ワーキンググループ

天野	宏一*	埼玉医科大学総合医療センターリウマチ・膠原病内科
神田	祥一郎	東京大学小児科
倉沢	隆彦	埼玉医科大学総合医療センターリウマチ・膠原病内科
駒形	嘉紀	杏林大学医学部腎臓・リウマチ膠原病内科
佐田	憲映	高知大学医学部臨床疫学講座
関谷	潔史	国立病院機構相模原病院アレルギー科
谷口	正実	湘南鎌倉総合病院免疫・アレルギーセンター
堀場	恵	東京女子医科大学脳神経内科

◆結節性多発動脈炎（PAN）ワーキンググループ

要	伸也*	杏林大学医学部腎臓・リウマチ膠原病内科
池田	高治	東北医科薬科大学医学部皮膚科
池谷	紀子	杏林大学医学部腎臓・リウマチ膠原病内科
石黒	直子	東京女子医科大学皮膚科
伊藤	聡	新潟県立リウマチセンターリウマチ科
小寺	雅也	地域医療機能推進機構中京病院
鈴木	美紀	東京女子医科大学脳神経内科
田中麻衣子		県立広島病院皮膚科（広島大学病院皮膚科）
中野	直子	愛媛県立中央病院
萩野	昇	帝京大学ちば総合医療センター第三内科学講座（血液・リウマチ）
南木	敏宏	東邦大学医学部内科学講座膠原病学分野

◆リウマトイド血管炎（RV）ワーキンググループ

田村	直人*	順天堂大学医学部膠原病内科
安倍	能之	順天堂大学医学部膠原病内科

池田　高治　東北医科薬科大学医学部皮膚科
川上　民裕　東北医科薬科大学医学部皮膚科
小林　正樹　東京女子医科大学脳神経内科
土橋　浩章　香川大学医学部血液免疫呼吸器内科学講座
林　　太智　筑波大学医学医療系内科（膠原病・リウマチ・アレルギー）
　　　　　　株式会社日立製作所ひたちなか総合病院

◆アドバイザー
辻本　　康　協和会協立病院腎臓・透析センター
　　　　　　京都大学大学院医学研究科社会健康医学系専攻医療疫学分野
中山　健夫　京都大学大学院医学研究科社会健康医学系専攻健康情報学分野
宮脇　義亜　京都大学大学院医学研究科社会健康医学系専攻医療疫学分野

◆承認学会
一般社団法人日本リウマチ学会
一般社団法人日本腎臓学会
一般社団法人日本呼吸器学会
一般社団法人日本神経学会
一般社団法人日本小児腎臓病学会
一般社団法人日本血栓止血学会
一般社団法人日本小児リウマチ学会
一般社団法人日本アレルギー学会

◆事務局
佐田　憲映　高知大学医学部臨床疫学講座
長坂　憲治　青梅市立総合病院

略語一覧

略語	欧語	和語
AAV	ANCA associated vasculitis	ANCA 関連血管炎
ADA2	adenosine deaminase 2	アデノシンデアミナーゼ 2
aPL	antiphospholipid	抗リン脂質抗体
APS	antiphospholipid syndrome	抗リン脂質抗体症候群
AZA	azathioprine	アザチオプリン
bDMARDs	biological disease modifying anti-rheumatic drugs	生物学的抗リウマチ薬
BVAS	Birmingham vasculitis activity score	バーミンガム血管炎活動性スコア
CHCC	Chapel Hill Consensus Conference	チャペルヒルコンセンサス会議
COI	conflict of interest	利益相反
CQ	clinical question	クリニカルクエスチョン
csDMARDs	conventional synthetic disease-modifying antirheumatic drugs	従来型抗リウマチ薬
CY	cyclophosphamide	シクロホスファミド
DOAC	direct oral anticoagulants	直接経口抗凝固薬
EGPA	eosinophilic granulomatosis with polyangiitis	好酸球性多発血管炎性肉芽腫症
EULAR	European League against Rheumatic Disease	欧州リウマチ学会
FFS	five factor score	—
GC	glucocorticoid	グルココルチコイド
GPA	granulomatosis with polyangiitis	多発血管炎性肉芽腫症
ILD	interstitial lung disease	間質性肺疾患
IVCY	intermittent pulse intravenous cyclophosphamide therapy	静注シクロホスファミドパルス
IVIG	intravenous immunoglobulin	免疫グロブリン大量静注療法
LDA	low dose aspirin	低用量アスピリン
MMF	mycofenolate mofetil	ミコフェノール酸モフェチル
MMT	manual musce test	徒手筋力テスト
MPA	microscopic polyangiitis	顕微鏡的多発血管炎
MRA	malignant rheumatoid arthritis	悪性関節リウマチ
MTX	methotrexate	メトトレキサート
NSAID	non-steroidal anti-inflammatory drug	非ステロイド性抗炎症薬
PAN	polyarteritis nodosa	結節性多発動脈炎
POCY	per os cyclophosphamide	経口シクロホスファミド
PSL	prednisolone	プレドニゾロン
PT-INR	international normalized ratio of prothrombin time	プロトロンビン時間国際標準比
RA	rheumatoid arthritis	関節リウマチ
RCT	randomized controlled trial	ランダム化比較試験
RTX	rituximab	リツキシマブ
RV	rheumatoid vasculitis	リウマトイド血管炎
SLE	sysytemic lupus erythematosus	全身性エリテマトーデス
UVA	ultraviolet A therapy	紫外線療法
VAS	visual analog scale	視覚的評価スケール
VKA	vitamin K antagonist	ビタミン K 拮抗薬

I　背景・目的と使用上の注意

1．背景

　厚生労働科学研究費補助金　難治性血管炎に関する調査研究班の重要な使命は，指定難病における診療ガイドラインの作成である．本研究班 中・小型血管炎臨床分科会は，前ターム（研究代表者：有村義宏）に「ANCA 関連血管炎の診療ガイドライン 2017」を作成し，顕微鏡的多発血管炎（MPA）および多発血管炎性肉芽腫症（GPA）の治療法の推奨（Part 1）と血管炎全般に関する解説（Part 2）を医療従事者および患者向けに提供した．

　現ターム（研究代表者：針谷正祥，2017 年度〜2019 年度）では，本研究班担当指定難病のうち，前タームに作成できなかった診療ガイドライン〔抗リン脂質抗体症候群（APS），好酸球性多発血管炎性肉芽腫症（EGPA），結節性多発動脈炎（PAN），リウマトイド血管炎（RV）〕を作成することとなった．

2．目的

　本治療の手引きは，以下の 2 つを目的として作成された．
1）わが国の APS，EGPA，PAN，RV の治療の標準化
2）これらの疾患における患者 QOL と予後の改善

3．本治療の手引きの対象疾患

　本治療の手引きにおける推奨の対象疾患は，APS，EGPA，PAN，RV である．小児については推奨文の対象とはならなかったが，PAN については推奨文とは別に治療の現状を記載した．

4．本治療の手引きの利用者

　本治療の手引きは，わが国における APS，EGPA，PAN，RV の診療に携わる医師を主たる利用者と想定して作成した．このほか，クイックリファレンス，推奨内容等に関するリーフレットなどの資料を作成することで，患者および家族の利用も可能とした．

　患者およびその家族は，本治療の手引きから，これらの疾患に対する標準的な治療に関する情報を得ることができる．これらの患者を担当する非専門医は，本治療の手引きから標準的な治療に関する情報を得て，自らの医療機関で診療するか，専門医に紹介するかの判断に活用できる．自らの医療機関でこれらの患者を診療する場合には，本治療の手引きを活用して標準的な診療を行うことができる．専門医は，本治療ガイドに記載された標準的治療を十分に理解し，自らの診療経験と合わせて，これらの疾患の診療を行うことが期待される．

5．使用上の注意

・本治療の手引きは治療内容を推奨するものであるが，実際の治療を束縛するものではない．
・本治療の手引きに示されるのは一般的な治療方法であるため，個々の患者に対してはその多様性・個別性を十分考慮し，推奨の適否を慎重に検討したうえで，治療方針を決定する必要がある．
・当該疾患の診療経験あるいは推奨される薬剤の使用経験が少ない医師は，それらの経験が豊富な医師に相談することが望ましい．
・当該疾患は多臓器病変を伴うため，関連する領域の専門医による集学的な治療を行うことが望ましい．
・本治療の手引きは治療水準の向上を目的とし，エビデンスに基づいて作成されたため，保険適用外の薬剤についても記載する．しかし，保険適用外の薬剤・治療は一般診療では使用できない．このため推奨文では保険適用外であることを明記する．
・本治療の手引きの推奨は 2018 年 12 月までのエビデンスをもとに作成された．今後，研究の発展や医療環境の整備とともに治療法が変化・進歩することが期待される．したがって，本治療の手引きもこれらに応じて定期的に改訂される予定である．
・本治療の手引きは臨床現場で医師や患者が，適切な判断や決断を下せるように支援する目的で作成された．医事紛争や医療裁判の資料としての利用はその目的から逸脱しているので用いないこと．

Ⅱ　治療の手引き作成組織

1．ワーキンググループ

　本治療の手引きは，「難治性血管炎に関する調査研究班 中・小型血管炎臨床分科会」により作成された．抗リン脂質抗体症候群（APS），好酸球性多発血管炎性肉芽腫症（EGPA），結節性多発動脈炎（PAN），リウマトイド血管炎（RV）の各ワーキンググループおよび統括委員会を組織し，統括委員会は研究代表者，ワーキン

ググループ長，事務局で構成した．統括委員会は治療の手引き作成を企画・立案し，ワーキンググループがシステマティックレビューおよび推奨作成を行った．本治療の手引きの対象疾患の診療には，多領域の診療科が関与するため，各学会に委員の委嘱を依頼し，推薦された専門家をワーキンググループに加えた．各組織の構成員は表1のとおりである．

表1　本治療の手引き作成組織構成員(敬称略，50音順)

◆統括委員会

役割	氏名	所属
委員長	針谷正祥	東京女子医科大学
委員	渥美達也(APS ワーキンググループ長)	北海道大学大学院医学研究院
	天野宏一(EGPA ワーキンググループ長)	埼玉医科大学総合医療センターリウマチ・膠原病内科
	要　伸也(PAN ワーキンググループ長)	杏林大学医学部腎臓・リウマチ膠原病内科
	高橋　啓	東邦大学医療センター大橋病院
	田村直人(RV ワーキンググループ長)	順天堂大学医学部膠原病内科
	長坂憲治	青梅市立総合病院

◆ワーキンググループ

疾患名	氏名 (＊：WG長)	所属	推薦学会
APS	渥美達也＊	北海道大学大学院医学研究院	日本血栓止血学会 日本リウマチ学会
	奥　健志	北海道大学病院内科Ⅱ	日本血栓止血学会 日本リウマチ学会
	勝又康弘	東京女子医科大学医学部膠原病リウマチ内科学講座	
	加藤　将	北海道大学病院内科Ⅱ	
	難波大夫	名古屋市立大学大学院医学研究科呼吸器・免疫アレルギー内科学	
	村川洋子	島根大学医学部難病総合治療センター	
EGPA	天野宏一＊	埼玉医科大学総合医療センターリウマチ・膠原病内科	日本リウマチ学会
	神田祥一郎	東京大学小児科	日本小児腎臓学会
	倉沢隆彦	埼玉医科大学総合医療センターリウマチ・膠原病内科	日本リウマチ学会
	駒形嘉紀	杏林大学医学部腎臓・リウマチ膠原病内科	日本リウマチ学会
	佐田憲映	高知大学医学部臨床疫学講座	日本腎臓学会 日本リウマチ学会
	関谷潔史	国立病院機構相模原病院アレルギー科	日本アレルギー学会 日本呼吸器学会
	谷口正実	湘南鎌倉総合病院免疫・アレルギーセンター	日本アレルギー学会 日本呼吸器学会
	堀場　恵	東京女子医科大学脳神経内科	日本神経学会
PAN	要　伸也＊	杏林大学医学部腎臓・リウマチ膠原病内科	日本腎臓学会
	池田高治	東北医科薬科大学医学部皮膚科	
	池谷紀子	杏林大学医学部腎臓・リウマチ膠原病内科	
	石黒直子	東京女子医科大学皮膚科	
	伊藤　聡	新潟県立リウマチセンターリウマチ科	日本リウマチ学会

表1 つづき

疾患名	氏名 （*：WG長）	所属	推薦学会
PAN	小寺雅也	地域医療機能推進機構中京病院	
	鈴木美紀	東京女子医科大学脳神経内科	日本神経学会
	田中麻衣子	県立広島病院皮膚科（広島大学病院皮膚科）	
	中野直子	愛媛県立中央病院	日本小児リウマチ学会
	南木敏宏	東邦大学医学部内科学講座膠原病学分野	日本リウマチ学会
	萩野 昇	帝京大学ちば総合医療センター第三内科学講座（血液・リウマチ）	
RV	田村直人*	順天堂大学医学部膠原病内科	日本リウマチ学会
	安倍能之	順天堂大学医学部膠原病内科	
	池田高治	東北医科薬科大学医学部皮膚科	
	川上民裕	東北医科薬科大学医学部皮膚科	
	小林正樹	東京女子医科大学脳神経内科	日本神経学会
	土橋浩章	香川大学医学部血液免疫呼吸器内科学講座	日本リウマチ学会
	林 太智	筑波大学医学医療系内科（膠原病・リウマチ・アレルギー） 株式会社日立製作所ひたちなか総合病院	

◆アドバイザー

役割	氏名	所属
全般的指導	中山健夫	京都大学大学院医学研究科社会健康医学系専攻健康情報学分野
文献検索指導	辻本 康	協和会協立病院腎臓・透析センター 京都大学大学院医学研究科社会健康医学系専攻医療疫学分野
	宮脇義亜	京都大学大学院医学研究科社会健康医学系専攻医療疫学分野

◆事務局

役割	氏名	所属
事務局員	佐田憲映	高知大学医学部臨床疫学講座
	長坂憲治	青梅市立総合病院

2. 作成資金

本治療の手引きの作成には，厚生労働科学研究費補助金 難治性血管炎に関する調査研究班の2017年度〜2019年度研究費を用いた．この資金は，治療の手引き作成に関する会議の会場費，交通費，通信費，弁当代などに使用された．各構成員には報酬は支払われておらず，資金提供者が「治療の手引き」の内容に影響を与えることはない．

3. 利益相反

治療の手引きの作成の作成過程の厳密さ，および透明性の担保のために，作成にかかわったすべての医療関係者の利益相反（COI）の管理を行った．

1) 経済的 COI

統括委員会，ワーキンググループ，事務局の構成員は定められた様式に基づいて，各自のCOI自己申告書を日本リウマチ学会に提出し，同学会の利益相反委員会に審査および管理を依頼した．

日本医学会の「診療ガイドライン策定参加資格基準ガイダンス」の議決権に関する基準額を参考に，推奨決定参加・不参加を決めた．ただし，同ガイダンスにも示されているように，治療の手引きを策定するうえで必要不可欠な人材であり，その判断と措置の公正性および透明性が明確に担保されるかぎり，治療の手引き策定プロセスに参画させることができることとした．

2) アカデミック COI

本治療の手引きでは複数の診療科の専門家にワーキンググループとして参加を依頼し，個人あるいは専門学会の専門性・好み・学問的発展・組織間の競争などの影響を排除するように努めつつ，作成を進めた．アカデミックCOIの一覧を付録に記した（推奨作成関連資料参照）．

Ⅲ　システマティックレビュー，エビデンスの確実性の評価と推奨の作成

1. システマティックレビューでの論文採用基準

　各疾患のワーキンググループは，重要臨床課題から作成されたクリニカルクエスチョン（CQ）に基づいて，キーワードを決定し，文献検索を行った．文献検索に際してはEBM専門家および図書館協会の協力を得た．検索を行うデータベースは PubMed，CENTRAL，医学中央雑誌とし，抗リン脂質抗体症候群（APS）についてはEMBASE も用いた．エビデンスの希少性と「ANCA 関連血管炎診療ガイドライン 2017」での検索方法を考慮し，検索期間は 20 年と設定した．検索された文献数および内容等を考慮し，ワーキンググループごとに検索期間を調整することとした．文献検索式は付録の各疾患の項に記載した（推奨作成関連資料参照）．

　システマティックレビューは 2 名 1 組で行う予定であったが人員の制約からスクリーニングの過程は 1 名で行い，採択された文献については 2 名で内容を確認した．意見が一致しない場合，第三者から意見を得た．

　論文採用基準に関して，タイトル・アブストラクトから，PICO に該当する内容に関してスクリーニングを行い，除外されなかった文献については本文を確認した．原則的に「ANCA 関連血管炎診療ガイドライン 2017」と同様，ランダム化比較試験（RCT）に関する論文を優先して採用し，観察研究は比較する両群のベースラインデータが記載されている場合に採用した．しかし，これらの基準に該当する文献がない場合には，症例集積報告を採用した．1 例報告は原則的に採用しないが，例外的に検討可とした．

2. エビデンスの確実性の評価

　「ANCA 関連血管炎診療ガイドライン 2017」と同様，原則的に GRADE の手法に倣った．本治療の手引きのためのメタアナリシスに用いた論文に対して 2 名の評価者が各 CQ の各アウトカムに関するエビデンスの確実性を評価した．RCT の評価においてはグレードを下げる五要因，すなわち「バイアスのリスク（risk of bias）」「非一貫性（inconsistency）」「非直接性（indirectness）」「不精確さ（imprecision）」「出版バイアス（publication bias）」を，観察研究についてはこれらに加えてグレードを上げる三要因についても評価した．エビデンスの確実性はアウトカムごとに high（高），moderate（中），low（低），very low（非常に低）の 4 段階にグレーディングした．各アウトカムにおけるイベント数，効果推定値，エビデンスの確実性評価を，エビデンスプロファイルにまとめて推奨作成に利用した．

　なお，RCT，観察研究ともに採用可能な文献がなく，GRADE の適用が困難な CQ があった〔APS の CQ4，結節性多発動脈炎（PAN）の CQ2，リウマトイド血管炎（RV）の CQ2〕．各 CQ に関する現時点で利用可能な最適な論文が症例集積研究であった場合は，これらに限って従来のエビデンスレベルでの記載[注1]も検討した．しかし，複数の手法を用いた表記方法が混在すると利用者には理解がむずかしくなることから，症例集積研究等から作成した推奨のエビデンスの確実性はvery low（非常に低）とし，評価手法が異なる旨を付記することとした．

3. 推奨の作成

　各疾患のワーキンググループは，エビデンスプロファイルをもとに Evidence to Decision（EtD）テーブルを作成した．EtD テーブルには，エビデンスの確実性，利益と害の大きさとバランス，患者の価値観と意向，資源（コストやリソースなど）の事項が記載されており，ワーキンググループは重大なアウトカムに関してそれらを包括的に考えて推奨の方向性と強さを決定した．また，各 CQ で検討された「重大」なアウトカムのエビデンスの確実性を踏まえて，アウトカム全般に関するエビデンスの確実性を決定した．作成された推奨内容について，4 つのワーキンググループの構成員による投票が行われた．1 回目の投票で推奨の方向性に関しては合意が得られたが，推奨文の文言，欄外の解説事項について，意見があった〔APS 10 か所，好酸球性多発血管炎性肉芽腫症（EGPA）5 か所，PAN 4 か所，RV 3 か所〕．それらの意見をもとに各ワーキンググループは推奨文を修正し，2 回目の投票を経てすべての構成員から承認を得た．その後，全国膠原病友の会に協力をいただき医療消費者へのインタビューを行い内容を確定した．

注1：研究デザインをもとにⅠ（RCT のメタ解析）〜Ⅵ（専門家個人の意見）に分けられる．症例集積研究はエビデンスレベルⅤとなる．

IV　各疾患の治療推奨

<推奨作成関連資料は下記 Web ページの本書紹介ページにて掲載>
[http://www.shindan.co.jp/]

VI　各疾患の治療指針

抗リン脂質抗体症候群（APS）

1. 重要臨床課題・アウトカムとクリニカルクエスチョン

1）重要臨床課題の選択

　重要臨床課題は，抗リン脂質抗体症候群（APS）ワーキンググループ会議において決定した．施設間における治療法レジメンの相違が著しいことが明らかとなったため，治療レジメンの選択に関する重要臨床課題を検討した．

　APSの病態は，妊娠合併症，動静脈血栓症，劇症型APS（主として全身の同時多発の血栓性病態）に大別される．このうち，妊娠合併症についてはすでに診療ガイドライン〔平成27年度日本医療研究開発機構成育疾患克服等総合研究事業「抗リン脂質抗体症候群合併妊娠の治療及び予後に関する研究」研究班編，抗リン脂質抗体症候群合併妊娠の診療ガイドライン，平成28（2016）年3月〕が発表されていることから，本治療の手引きでは妊娠合併症以外の病態について推奨を行うこととした．次に，APSの特徴でもある動静脈血栓症は，①動脈または静脈血栓症の一方を繰り返し発症する例が多い，②動脈・静脈血栓症では発症機序が異なると考えられており治療法が異なる可能性があることから，動脈血栓症と静脈血栓症を分けてそれぞれの治療法を検討することとした．

　一方，抗リン脂質抗体（aPL）は，しばしば全身性エリテマトーデス（SLE）などの膠原病患者で検出され，無症候者においても検出される場合がある．APSを発症していない（動静脈血栓症も妊娠合併症も認めない）aPL陽性例への対応は臨床の現場では意見が分かれることがある．また，④劇症型APS治療については罹患率が低いだけでなくエビデンスが乏しい．しかし，致命率が高い難治性疾患であり，治療の指針を示すことが有意義と考えられた．

　以上から，重要臨床課題として以下の4つの病態〔①aPL陽性（非APS），②静脈血栓症，③動脈血栓症，④劇症型〕に対する治療レジメンを検討することとした．

　このほか，静脈血栓症で発症したAPSの急性期治療や動脈血栓症で発症したAPSの急性期治療があげられたが，エビデンスが極めて乏しいのみならず，APS特異的治療法ではなくそれぞれの血栓症の一般的治療法が行われること，それぞれ発症した血栓症（たとえば脳梗塞や心筋梗塞，肺塞栓症）の診療ガイドラインがあることから，今回は不採用とした．

2）アウトカムの抽出

　アウトカムの選択は「ANCA関連血管炎診療ガイドライン2017」と同様の手法を用いた．

　「aPL陽性例の血栓症予防」では血栓症発症，死亡率，出血症状，合併症，QOLの評価（EQ-5D®やSF-36®）をあげた．「静脈血栓症の血栓症予防」では，血栓症の再発抑制，出血症状，合併症，QOLの評価（EQ-5D®やSF-36®），死亡率，肺塞栓の発症または下大静脈フィルター留置をあげた．「動脈血栓症の血栓症予防」では，血栓症の再発抑制，出血症状，合併症，QOLの評価（EQ-5D®やSF-36®），死亡率，臓器機能低下（高次脳機能など）とした．さらに，「劇症型APS」では寛解導入率，再発率，死亡率，臓器機能低下，QOLの評価（EQ-5D®やSF-36®），血栓症の新規病変，末梢血小板数の正常化，皮膚潰瘍・壊疽の新規病変をあげた．

　検討の結果，「aPL陽性例の血栓症予防」では血栓症発症，死亡率，出血症状，合併症，「静脈血栓症の血栓症予防」では，血栓症の再発抑制，出血症状，合併症，死亡率，肺塞栓の発症または下大静脈フィルター留置，「動脈血栓症の血栓症予防」では，血栓症の再発抑制，出血症状，合併症，死亡率，臓器機能低下（高次脳機能など），「劇症型APS」では寛解導入率，再発率，死亡率，臓器機能低下，血栓症の新規病変がアウトカムとして抽出された．

3）クリニカルクエスチョン

　4つの重要臨床課題「aPL陽性例の血栓症予防」「静脈血栓症の血栓症予防」「動脈血栓症の血栓症予防」「劇症型APS」に対して，以下のクリニカルクエスチョン（CQ）を作成した．

　CQ1：血栓症既往のない抗リン脂質抗体陽性者へ血栓予防治療を行うべきか？

　CQ2：静脈血栓症で発症した抗リン脂質抗体症候群において，どのような血栓予防治療を行うか？

　CQ3：動脈血栓症で発症した抗リン脂質抗体症候群において，どのような血栓予防治療を行うか？

　CQ4：劇症型抗リン脂質抗体症候群に対してどのような治療を行うか？

　次に，それぞれのCQに対してPICOテーブルを作成した後，Delphi法で投票を行い，以下のサブCQが抽出された．サブCQのなかには，条件を満たすエビデンスを得られない可能性があることも確認された．

　結果的にCQ1-②③⑥，CQ2-④，CQ3-⑥⑦が不採用となった．また，CQ4については著しくエビデンスが

乏しかったため，エビデンスが得られるものを中心に narrative に推奨を記載することとした．

作成された PICO テーブルを下記に記す．

CQ1
①経過観察と抗血小板薬
②経過観察と直接経口凝固薬（DOAC）
③経過観察とグルココルチコイドなど免疫抑制治療
④経過観察とワルファリン
⑤経過観察とヒドロキシクロロキン
⑥経過観察とスタチン系薬

CQ2
①ワルファリンと高用量ワルファリン
②ワルファリンと直接経口凝固薬（DOAC）
③ワルファリンとグルココルチコイドなど免疫抑制治療
④ワルファリンとヒドロキシクロロキン（追加治療）
⑤ワルファリンと抗血小板薬（追加治療）
⑥ワルファリンとスタチン系薬（追加治療）

CQ3
①ワルファリンと低用量アスピリン（もしくは抗血小板薬）
②標準治療とワルファリン＋低用量アスピリン
③標準治療と直接経口凝固薬（DOAC）
④標準治療とグルココルチコイドなど免疫抑制治療
⑤ワルファリンと高用量ワルファリン
⑥ワルファリンとヒドロキシクロロキン（追加治療）
⑦ワルファリンとスタチン製剤

CQ4
①抗血栓療法とグルココルチコイド治療（パルス療法も含む）
②抗血栓療法と間欠的シクロホスファミド静注療法
③抗血栓療法とリツキシマブ
④抗血栓療法とエクリズマブ
⑤抗血栓療法と血漿交換
⑥抗血栓療法とヒドロキシクロロキン
⑦抗血栓療法とアザチオプリン
⑧抗血栓療法とシクロスポリン
⑨抗血栓療法とミコフェノール酸モフェチル
⑩抗血栓療法とメトトレキサート

2.　CQ1 の推奨のまとめ

CQ 1	血栓症既往のない抗リン脂質抗体陽性者へ血栓予防治療を行うべきか？		
	推奨	推奨の強さ	エビデンスの確実性
①	血栓症既往のない高リスク*1の抗リン脂質抗体陽性者への血栓予防治療として，低用量アスピリンを提案する．	弱い	非常に低
②	血栓症既往のない抗リン脂質抗体陽性者への血栓予防治療として，アスピリンにワルファリンを追加しないことを推奨する．	強い	低
③	基礎疾患に全身性エリテマトーデスを有する血栓症既往のない抗リン脂質抗体陽性者への血栓予防治療として，ヒドロキシクロロキンを提案する．	弱い	非常に低

*1：高リスクとは全身性エリテマトーデス，抗リン脂質抗体三種*2陽性，抗リン脂質抗体スコア高値*3，グローバル抗リン脂質抗体スコア高値*4や既知の血栓症リスク要因を複数有する者などをいう．いずれも 12 か月以上の間隔で 2 回陽性の必要がある．

*2：抗リン脂質抗体三種とはループスアンチコアグラント，抗カルジオリピン抗体，抗 β_2GPI 抗体をいう．

*3：抗リン脂質抗体スコアとは，ループスアンチコアグラント（活性化部分トロンボプラスチン時間，カオリン凝固時間，希釈ラッセル蛇毒時間），抗カルジオリピン抗体，抗 β_2GPI 抗体，フォスファチジルセリン依存性抗プロトロンビン抗体の力価によってスコア化した合計スコアで判定する．ループスアンチコアグラントは希釈ラッセル蛇毒試験法またはリン脂質中和法のみ保険適用である．また，フォスファチジルセリン依存性抗プロトロンビン抗体は保険適用外である．

*4：グローバル抗リン脂質抗体スコア GAPSS とは，脂質異常症，高血圧症，抗カルジオリピン抗体，抗 β_2GPI 抗体，フォスファチジルセリン依存性抗プロトロンビン抗体，ループスアンチコアグラントの有無でスコア化したものである．フォスファチジルセリン依存性抗プロトロンビン抗体は保険適用外である．
抗リン脂質抗体スコアおよびグローバル抗リン脂質抗体スコアに関する詳細は，別誌総説（p19, 参考文献 3）を参考のこと．

3. CQ1 の推奨と解説

CQ 1-1	血栓症既往のない高リスクの抗リン脂質抗体陽性者への血栓予防治療として，低用量アスピリンは有用か？		
	推奨	推奨の強さ	エビデンスの確実性
①	血栓症既往のない高リスク*1の抗リン脂質抗体陽性者への血栓予防治療として，低用量アスピリンを提案する．	弱い	非常に低

＊1：高リスクとは全身性エリテマトーデス，抗リン脂質抗体三種*2陽性，抗リン脂質抗体スコア高値*3，グローバル抗リン脂質抗体スコア高値*4や既知の血栓症リスク要因を複数有する者などをいう．いずれも12か月以上の間隔で2回陽性の必要がある．

＊2：抗リン脂質抗体三種とはループスアンチコアグラント，抗カルジオリピン抗体，抗β_2GPI抗体をいう．

＊3：抗リン脂質抗体スコアとは，ループスアンチコアグラント（活性化部分トロンボプラスチン時間，カオリン凝固時間，希釈ラッセル蛇毒時間），抗カルジオリピン抗体，抗β_2GPI抗体，フォスファチジルセリン依存性抗プロトロンビン抗体の力価によってスコア化した合計スコアで判定する[1]．ループスアンチコアグラントは希釈ラッセル蛇毒試験法またはリン脂質中和法のみ保険適用である．また，フォスファチジルセリン依存性抗プロトロンビン抗体は保険適用外である．

＊4：グローバル抗リン脂質抗体スコア GAPSS とは，脂質異常症，高血圧症，抗カルジオリピン抗体，抗β_2GPI抗体，フォスファチジルセリン依存性抗プロトロンビン抗体，ループスアンチコアグラントの有無でスコア化した[2]ものである．フォスファチジルセリン依存性抗プロトロンビン抗体は保険適用外である．

抗リン脂質抗体スコアおよびグローバル抗リン脂質抗体スコアに関する詳細は，別誌総説[3]を参考のこと．

1 背景

　血栓症の既往のない aPL 陽性者の血栓症の発症抑制に薬物治療が必要かどうかは重要な問題である．特に SLE をはじめとする結合組織病の患者ではしばしばこの抗体が測定され，血栓症の既往のない抗体陽性者が認められる．これらの抗体陽性者に対して，血栓症の予防的治療をすべきか，あるいは副作用の問題があるため行うべきでないかは重要な問題である．他疾患の血栓予防で用いられるアスピリンが本病態に有用であるか検討することは重要である．

2 解説（エビデンスの要約）

　検索して得られた論文（1回目900論文，2回目1,069論文）のうちランダム化比較試験（RCT）1論文，非RCT（観察研究）6論文が採用された．その際，本CQの条件である産科的APSの除外と高リスクを満たすことに配慮したが，産科的APSあるいは低リスクが一部に含まれる研究は採用することとした．

　RCT において，「重大」なアウトカムにおける低用量アスピリン（LDA）のプラセボに対する効果推定値をみると，望ましい効果について，死亡に差はなかった〔1,000人当たり1人増加（−55.2〜56.9）〕．血栓症発生に関して，LDA により血栓症は抑制されず，有意差はないが増加の方向であった〔1,000人当たり62人増加（−19.8〜168），プラセボ群での血栓症発生なし〕．し

かし，RCT ではあるが，比較的リスクの低い患者も含まれていたこと，イベントの発生が少なく（プラセボで0人）研究が早期に打ち切られ，観察期間が比較的短かったことなどの問題点が含まれている．望ましくない効果である重篤な出血および重篤有害事象は両群ともに発生がなく，差はみられなかった．

　非 RCT では，望ましい効果について，血栓症発生は LDA により減少した〔1,000人当たり236人減少（−304〜−116）〕．一方，望ましくない効果である重篤な出血は，4つの研究で調査されたが，両群ともに発生はなかった．

3 ワーキンググループ会議

① アウトカム全般に関するエビデンスの確実性はどうか？

　RCT ではイベント数が少なく早期中止に伴う「バイアスのリスク」，高リスクではない症例が相当数含まれることによる「非直接性」からダウングレードされた．また，イベント・サンプル数が少ないこと，臨床決断閾値をまたぐことから，「不精確さ」についても1〜2段階ダウングレードされ，「重大」なアウトカムのエビデンスの確実性は「非常に低」であった．非RCTでも「バイアスのリスク」，「非直接性」，「不精確さ」の観点からダウングレードされ，いずれのアウトカムも「非常に低」となった．このため，全体でも「非常に低」

となった.

② 利益と害のバランスはどうか？

RCT と非 RCT では血栓症発生について,逆の方向性であるため,望ましい効果は「様々である」.しかし,RCT では前述のような問題点がある一方,非 RCT では,LDA による血栓症発生抑制効果は大きかった.以上から,望ましい効果は得られると考えられた.望ましくない効果に関して,重篤な出血はほとんど認めず軽微なもののみであり,死亡もアスピリンと無関係と判断されている.以上から,効果のバランスは,「おそらく介入を支持する」とした.

③ 患者の価値観や意向はどうか？

「重大」なアウトカムである血栓症,死亡,重篤な出血については,「不確実性やばらつきは少ない」と思われる.医療消費者へのインタビューでは,あげられたアウトカムとその重要性について,賛同が得られた.

④ 正味の利益とコストや資源のバランスはどうか？

LDA 80〜100 mg/日内服のみなのでコストは低く（後発医薬品 100 mg 錠　薬価 1 錠 5.7 円　1 か月約 175 円）,いかなる医療機関でも処方可能であり医療資源の必要性は小さい.利益と害のバランスの判断結果とあわせ,「おそらく介入を支持する」.ただし,血栓症を発症した際には急性期にかかる費用,後遺症が生じる可能性がある.

⑤ 推奨のグレーディング

RCT と非 RCT では血栓症発生について,逆の方向性であった.しかし,RCT では前述のような問題点がある一方,非 RCT では,LDA により血栓症発生低下効果は大きかった.以上から,LDA には望ましい効果はおそらくあり,と考えられる.また,重篤な出血などの,望ましくないアウトカムはほとんどなかった.アスピリンは低薬価,あらゆる医療機関で処方可能であるが,血栓症が起った場合には後遺症・コストの点で問題が生じる.エビデンスの確実性も「非常に低」であり,「提案」（弱い推奨）とした.

4 関連する他の診療ガイドライン等の記載

欧州リウマチ学会（EULAR）の推奨（2019）では下記のように記載された[4].
　①無症候（血栓症,産科的な APS の既往を有さない）で高リスクの aPL プロファイルを有する人

には古典的な血栓症リスク（高血圧症,脂質異常症など）の有無にかかわらず予防的に LDA（75〜100 mg/日）の服用が推奨される.
　②血栓症や産科的合併症を有さない SLE 患者
　　A）高リスクの aPL プロファイルを有する患者では LDA の服用が推奨される.
　　B）低リスクの aPL プロファイルを有する患者では LDA の服用を考慮する.
　③産科的な APS の既往のみの妊娠していない人に対しては適切なリスク・ベネフィットの評価をした後にアスピリンの服用が推奨される.
推奨の方向性は同様であるが,推奨の強さに関して,本「治療の手引き」とは異なっていた.

5 今後の研究の可能性

血栓症の発症抑制への効果は試験によって「様々」であり高リスクの aPL 陽性者における長期 RCT による有効性の検討が必要である.また,採用論文では重大な出血は認められなかったが,日本人における重大な出血の発現の頻度の検討が必要である.

6 採用論文リスト

Erkan D, et al. Arthritis Rheum 2007；56：2382-2391.
Hereng T, et al. Lupus 2008；17：11-15.
Tektonidou MG, et al. Arthritis Rheum 2009；61：29-36.
Erkan D, et al. Rheumatology（Oxford）2002；41：924-929.
Pengo V, et al. Blood 2011；118：4714-4718.
Tarr T, et al. Clin Rev Allergy Immunol 2007；32：131-137.

7 エビデンスプロファイル,Evidence to Decision テーブル

推奨作成関連資料①参照.

8 参考文献

1）Otomo K, et al. Arthritis Rheum 2012；64：504-512.
2）Sciascia S, et al. Rheumatology（Oxford）2013；52：1397-1403.
3）Oku K. J Clin Immunol 2017；40：435-441.
4）Tektonidou MG, et al. Ann Rheum Dis 2019；78：1296-1304.

▶ 推奨作成関連資料一覧(推奨作成関連資料①に掲載)
資料 1-1 CQ1 文献検索式と文献選択(CQ 1-1, 1-2, 1-3)
資料 1-2 CQ1-1 リスク・バイアステーブル(RCT)
資料 1-3 CQ1-1 リスク・バイアステーブル(非 RCT)

資料 1-4 CQ1-1 エビデンスプロファイル(RCT)
資料 1-5 CQ1-1 エビデンスプロファイル(非 RCT)
資料 1-6 CQ1-1 Evidence to Decision テーブル

CQ 1-2	血栓症既往のない抗リン脂質抗体陽性者への血栓予防治療として，ワルファリンのアスピリンへの追加はアスピリン単独に比べ有用か？		
	推奨	推奨の強さ	エビデンスの確実性
②	血栓症既往のない抗リン脂質抗体陽性者への血栓予防治療として，アスピリンにワルファリンを追加しないことを推奨する.	強い	低

1 背景

　血栓症既往のない aPL 陽性者に対して血栓症発症抑制に薬物治療が必要かどうかは重要な問題である．特に SLE をはじめとする結合組織病の患者ではしばしばこの抗体が測定され，血栓症の既往のない抗体陽性者が認められる．これらの抗体陽性者に対して，血栓症の予防的治療を副作用の問題も考慮してどこまで強化すべきかは重要な問題である．他疾患の血栓予防ではアスピリンのほかワルファリンも用いられるが，ワルファリンが本病態に有用であるか検討することは重要である．

2 解説(エビデンスの要約)

　ワルファリン単独の血栓一次予防に関する論文は検索過程でみつからなかった．
　LDA 群と LDA＋低強度ワルファリン〔プロトロンビン時間国際標準比(PT-INR)：1.5：1.3～1.7〕(LDA＋W)群を比較する RCT が 1 つ認められた．この RCT には aPL 陽性であり，かつ SLE(LDA 群 75%/LDA＋W 群 73%)あるいは産科的 APS の既往がある患者(35%/36%)が登録され，抗体のみ陽性の症例は除外されている．
　「重大」なアウトカムにおける LDA＋W の LDA に対する効果推定値をみると，望ましい効果について，死亡〔両群ともに発生なし〕，血栓症発症〔1,000 人当たり 1 人減少(－66～64)．ただし，観察期間を考慮した場合 RR 1.06)に差がなく，LDA＋W により死亡および血栓症発症ともに減少しなかった．一方，望ましくない効果について，出血(非重篤)が増加した〔1,000 人当たり 131 人増加(59～203)〕．つまりワルファリン併用により，むしろ望ましくない効果がみられた．

3 ワーキンググループ会議

① アウトカム全般に関するエビデンスの確実性はどうか？
　「バイアスのリスク」，「不精確さ」でグレードダウンされ，各アウトカムにおけるエビデンスの確実性は「低」～「非常に低」となった．アウトカムの方向が一致していることから，エビデンスの確実性は高いものを採用し，「低」となった．

② 利益と害のバランスはどうか？
　LDA＋W では，明らかな血栓発症抑制効果はみられず，重篤ではないが，出血の有害事象が観察される．利益と害のバランスは LDA＋W よりも「LDA を支持する」と判定した．

③ 患者の価値観や意向はどうか？
　重大なアウトカムである死亡，血栓症，出血については，価値観の「ばらつきは少ない」と思われる．医療消費者へのインタビューでは，あげられたアウトカムとその重要性について，賛同が得られた．

④ 正味の利益とコストや資源のバランスはどうか？
　ワルファリン併用により，明らかな血栓発症抑制効果はみられず，重篤ではないが出血の有害事象が観察されるので正味の利益はない．一方，ワルファリンは 1 mg 錠 9.8 円と安価で，どこの医療機関でも処方できる．しかしながら，PT-INR を確認しながらの薬剤調節が必要となるため，通院と検査を要する．したがって，費用対効果の観点では LDA を支持する．

⑤　推奨のグレーディング

　血栓症既往のない，SLE あるいは産科的 APS 既往を有する aPL 陽性者に対するワルファリンのアスピリンとの併用は，アスピリン単独と比べ，血栓予防効果は認めず，重篤ではないものの出血の頻度は有意に高かった．また，薬剤併用に伴う検査・通院を要する．すなわち利益は変わらず害が生じることから，アスピリンにワルファリンを併用する正当性はなく，エビデンスの確実性は「低」ながら，「推奨する」（強い推奨）とした．

4　関連する他の診療ガイドライン等の記載

　特になし．

5　今後の研究の可能性

　ワルファリン単独での有効性，不利益性は示されていないため今後の課題となる．特に，血小板減少症（血小板凝集傾向）を有する患者への使用など検討すべきかもしれない．

6　採用論文リスト

Cuadrado MJ, et al. Rheumatology（Oxford）2014；53：275-284.

7　エビデンスプロファイル，Evidence to Decision テーブル

　推奨作成関連資料①参照．

▶ 推奨作成関連資料一覧（推奨作成関連資料①に掲載）
資料 1-1 CQ1 文献検索式と文献選択（CQ 1-1，1-2，1-3）
資料 1-7 CQ1-2 リスク・バイアステーブル
資料 1-8 CQ1-2 エビデンスプロファイル
資料 1-9 CQ1-2 Evidence to Decision テーブル

CQ 1-3	基礎疾患に全身性エリテマトーデスを有する抗リン脂質抗体陽性者への血栓予防治療として，ヒドロキシクロロキンは有用か？		
	推奨	推奨の強さ	エビデンスの確実性
③	基礎疾患に全身性エリテマトーデスを有する血栓症既往のない抗リン脂質抗体陽性者への血栓予防治療として，ヒドロキシクロロキンを提案する．	弱い	非常に低

1　背景

　血栓症既往のない aPL 陽性者の血栓症発症抑制に薬物治療が必要かどうかは重要な問題である．特に SLE をはじめとする結合組織病の患者ではしばしばこの抗体が測定され，血栓症の既往のない抗体陽性者が認められる．これらの抗体陽性者に対して，血栓症の予防的治療をすべきか，あるいは副作用の問題があるため行うべきでないかは重要な問題である．ヒドロキシクロロキンは in vitro で aPL の作用と拮抗することが示されている[1]．ヒドロキシクロロキンの臨床上での有用性の検討は重要である．

2　解説（エビデンスの要約）

　2 つの非 RCT が認められた．
　　①血栓症を起こした APS と診断された患者（結合組織病合併 36%）と血栓症を起こしていない aPL 陽性者（結合組織病合併 78%）の半年前との比較研究
　　②SLE 患者 288 人を対象とした研究のうち 144 人の aPL 陽性 SLE 患者の解析

　「重大」なアウトカムについて，ヒドロキシクロロキンのプラセボに対する効果推定値をみると，望ましい効果について，死亡〔両群で発生なし〕，一次血栓の発症〔1,000 人当たり 367 人減少（-471～-263）〕であり，SLE の一次血栓症の発症予防におけるヒドロキシクロロキンの効果が認められた．一方，望ましくない効果について，重篤な出血は両群で発生なし，であった．

　また，aPL 陽性者のみの成績が抽出できなかったため本解析には含まれていないが，抗体陽性者 27% を含む SLE 1,930 人全員の解析でも同様の成績が示されている．

③ ワーキンググループ会議

① アウトカム全般に関するエビデンスの確実性はどうか？

「バイアスのリスク」，「不精確さ」で1〜2段階グレードダウンされた．非RCTであり，グレードアップ・グレードダウンの項目を検討すると，「重大」なアウトカムに関するエビデンスの確実性はいずれも「非常に低」であり，「重大」なアウトカム全体のエビデンスの確実性は「非常に低」となった．

② 利益と害のバランスはどうか？

血栓発生の抑制効果と，出血のリスクがないことは，介入を支持する．ヒドロキシクロロキンはSLE患者全般に使用される傾向にあり，SLEにおけるaPL陽性者であれば許容できると考えられる．

なお，有害事象には重篤なものもありうるが，日本人におけるヒドロキシクロロキンの安全性について，現在調査中である．

③ 患者の価値観や意向はどうか？

「重大」なアウトカムである血栓症，死亡，重篤な出血については，価値観の「ばらつきは少ない」と思われる．医療消費者へのインタビューでは，あげられたアウトカムとその重要性について，賛同が得られた．

④ 正味の利益とコストや資源のバランスはどうか？

②のとおり，効果のバランスは「介入を支持する」．薬剤費および眼科的有害事象の確認のため定期的眼科受診と費用がかかる．また，ヒドロキシクロロキンはSLEのみに承認されており，わが国ではSLE診療の専門医による使用が求められていることから，専門医以外の診療を受けている場合，「公平性が減る」（不公平となる）可能性がある．

しかし，SLEに限ればほとんどの患者が特定疾患受給者証を有していると思われる．SLEに限定すれば，SLE自体に対する望ましい効果も期待される．以上より，「おそらく介入を支持する」．

⑤ 推奨のグレーディング

血栓症既往のないaPL陽性者に対するヒドロキシクロロキンは，エビデンスの確実性は低いものの血栓症減少の効果がみられた．特にヒドロキシクロロキンが標準治療になりつつあるSLEにおいて，ヒドロキシクロロキンの有用性が示されている．日本人の安全性に関するエビデンスは調査中であるものの，保険適用のあるSLEでの使用は有用と考えられる．

⑥ 関連する他の診療ガイドライン等の記載

特になし．

4 関連する他の診療ガイドライン等の記載

特になし．

5 今後の研究の可能性

ヒドロキシクロロキンの血栓症予防に関する有効性を確定するためにヒドロキシクロロキンの有無で群分けしたRCTあるいは観察研究が必要である．また，日本人の有害事象の検討が待たれる．

6 採用論文リスト

Erkan D, et al. Rheumatology（Oxford）2002；41：924-929.

Tektonidou MG, et al. Arthritis Rheum 2009；61：29-36.

Kaiser R, et al. Ann Rheum Dis 2009；68：238-241.

7 エビデンスプロファイル，Evidence to Decision テーブル

推奨作成関連資料①参照．

8 参考文献

1）Rand JH, et al. Blood 2010；115：2292-2299.

▶ 推奨作成関連資料一覧（推奨作成関連資料①に掲載）
資料1-1 CQ1 文献検索式と文献選択（CQ 1-1，1-2，1-3）
資料1-10 CQ1-3 リスク・バイアステーブル
資料1-11 CQ1-3 エビデンスプロファイル
資料1-12 CQ1-3 Evidence to Decision テーブル

4. CQ2 の推奨のまとめ

CQ 2	静脈血栓症で発症した抗リン脂質抗体症候群において，どのような血栓予防治療を行うか？		
	推奨	推奨の強さ	エビデンスの確実性
①	静脈血栓症で発症した抗リン脂質抗体症候群の血栓予防治療において，グルココルチコイドや免疫抑制薬よりもワルファリンを提案する．	弱い	非常に低
②	静脈血栓症で発症した抗リン脂質抗体症候群における血栓予防治療において，ワルファリンの治療強度*1は高強度よりも通常強度を提案する．	弱い	非常に低
③	静脈血栓症で発症した抗リン脂質抗体三種陽性*2の抗リン脂質抗体症候群の血栓予防治療において，リバーロキサバンよりもワルファリンを提案する．	弱い	低

＊1：ワルファリンの通常強度とはプロトロンビン時間国際標準比 1.5～2.5 とする．高強度は日本における基準はないが海外ではプロトロンビン時間国際標準比 3～4 とされる．

＊2：抗リン脂質抗体三種陽性とはループスアンチコアグラント，抗カルジオリピン抗体，抗 β_2GPI 抗体の三種類が陽性になるものをいう．

5. CQ2 の推奨と解説

CQ 2-1	静脈血栓症で発症した抗リン脂質抗体症候群の血栓予防治療において，グルココルチコイドや免疫抑制薬と，ワルファリンのどちらが有用か？		
	推奨	**推奨の強さ**	**エビデンスの確実性**
①	静脈血栓症で発症した抗リン脂質抗体症候群の血栓予防治療において，グルココルチコイドや免疫抑制薬よりもワルファリンを提案する.	弱い	非常に低

1 背景

　再発性動静脈血栓症や習慣流産などの妊娠合併症を主徴とする APS の病態形成には，自己免疫異常やその結果産生された aPL が深くかかわっていると考えられている．グルココルチコイド（GC）や免疫抑制薬を用いた免疫抑制療法は自己免疫異常の是正や自己抗体の産生抑制を介して APS 病態を改善させ，血栓症の再発を抑制する可能性があり，静脈血栓症の再発予防に対する GC や免疫抑制薬の効果を，現在標準的な治療となっているワルファリンと比較し再確認することが必要である．

2 解説（エビデンスの要約）

　静脈血栓症で発症した APS 患者の血栓予防治療に関して，GC や免疫抑制薬の有効性を抗凝固療法と比較検討した RCT はなく，2 件の観察研究が存在した．その 2 件のうち 1 件では GC のみ，もう 1 件では GC に加えアザチオプリン（AZA）や静注シクロホスファミドパルス（IVCY）が免疫抑制薬として使用された．

　効果についてワルファリンに対する免疫抑制療法の血栓再発の相対リスクは 4.79（95％ 信頼区間 0.17〜133.11）で，免疫抑制療法のみで 1,000 人を 1 年間治療した場合，ワルファリン治療と比較し血栓再発が 157件（95％ 信頼区間 1〜314）増加する結果であり，免疫抑制療法のみの治療は，血栓再発抑制効果においてワルファリンと比較し劣っていた．

　安全性では，出血（詳細不明）に関して 1 件の観察研究で検討が可能であったが，重篤な出血はワルファリン群の 1 例のみであり，両群に差はなかった．GC や免疫抑制薬に関連する有害事象に関するデータは確認できなかった．

3 ワーキンググループ会議

① アウトカム全般に関するエビデンスの質はどうか？

　集まった研究は，参加者や交絡変数の選択バイアスが「高」であり，「バイアスのリスク」は 2 段階グレードダウンすることとした．また，「不精確さ」でもグレードダウンされた．このため各アウトカムのエビデンスの確実性は，いずれも「非常に低」であり，全体的なエビデンスの確実性は，「非常に低」とした．

② 利益と害のバランスはどうか？

　免疫抑制療法はワルファリンと比較して血栓再発抑制効果において劣る．害においては出血（詳細不明）に関して両者に差は確認されなかったが，GC 長期投与の多彩な副作用を考慮すると，GC 薬を血栓再発予防目的に使用するべきではないことは明白である．また効果推定値の精確性が低いとはいえ，利益と害のバランスから今回検討された従来型の免疫抑制薬の血栓再発予防目的の使用も「支持されない」．

③ 患者の価値観や意向はどうか？

　今回選択された主要なアウトカムを重視するかについて，「不確実性やばらつきはなし」と判断した．医療消費者へのインタビューでは，あげられたアウトカムとその重要性について，賛同が得られた．

④ 正味の利益とコストや資源のバランスはどうか？

　比較対照となった GC や AZA，シクロホスファミド（CY）の薬価は安価であるが，ワルファリンと比較して十分な血栓再発抑制効果は期待できない．ワルファリンは安価であり日常臨床でも用いられている．しかし定期的な通院とモニタリングを必要とする．

⑤　推奨のグレーディング

　ワーキンググループ会議では，静脈血栓症で発症した APS 患者における血栓再発予防に対する標準的治療として GC や免疫抑制薬治療ではなくワルファリン療法が行われていることから，血栓再発予防治療として GC や免疫抑制薬を使用しないことを「推奨」（強い推奨）とする意見で一致したが，今回の検討ではエビデンスの確実性が「非常に低」であることから，「提案」（弱い推奨）とした．

4　関連する他の診療ガイドライン等の記載

　わが国には血栓性 APS の治療ガイドラインはこれまでになく，「肺血栓塞栓症および深部静脈血栓症の診断，治療，予防に関するガイドライン」（2004 年[1]，2009 年改訂版[2]，2017 年改訂版[3]）があるが，APS 患者の管理にふれられていない．

　海外におけるおもな APS の治療ガイドラインは，British Society for Haematology から 2000 年[4]，2012 年[5]に発表され，2003 年には Meroni ら[6]が，2019 年には EULAR から成人 APS 患者の管理ガイドライン[7]が発表されている．いずれのガイドラインにおいても静脈血栓症で発症した APS 患者における標準治療として抗凝固療法を行うことが前提とされているため，本 CQ に関する記載はない．

5　今後の研究の可能性

　新規作用機序の免疫学的療法については今後の研究の可能性の余地は残されている．

6　採用論文リスト

Vlachoyiannopoulos PG, et al. Lupus 1994；3：91-96.
Krnic-Barrie S, et al. Arch Intern Med 1997；157：

2101-2108.

7　エビデンスプロファイル，Evidence to Decision テーブル

　推奨作成関連資料①参照．

8　参考文献

1）肺血栓塞栓症/深部静脈血栓症（静脈血栓塞栓症）予防ガイドライン作成委員会：肺血栓塞栓症/深部静脈血栓症（静脈血栓塞栓症）予防ガイドライン．メディカルフロントインターナショナルリミテッド，2004．
2）肺血栓塞栓症および深部静脈血栓症の診断・治療・予防に関するガイドライン，循環器病学会 VTE 予防ガイドライン（2009 年改訂版）．http://www.j-circ.or.jp/guideline/pdf/JCS2009_andoh_h.pdf
3）肺血栓塞栓症および深部静脈血栓症の診断・治療・予防に関するガイドライン，循環器病学会 VTE 予防ガイドライン（2017 年改訂版）．http://www.j-circ.or.jp/guideline/pdf/JCS2017_ito_h.pdf
4）Greaves M, et al. Br J Haematol 2000；109：704-715.
5）Keeling D, et al. Br J Haematol 2012；157：47-58.
6）Meroni PL, et al. Lupus 2003；12：504-507.
7）Tektonidou MG, et al. Ann Rheum Dis 2019；78：1296-1304.

▶ 推奨作成関連資料一覧（推奨作成関連資料①に掲載）
資料 2-1 CQ2 文献検索式と文献選択（CQ 2-1，2-2，2-3）
資料 2-3 CQ2 リスク・バイアステーブル（非 RCT）
資料 2-4 CQ2-1 エビデンスプロファイル
資料 2-5 CQ2-1 Evidence to Decision テーブル

CQ 2-2	静脈血栓症で発症した抗リン脂質抗体症候群の血栓予防治療において，ワルファリンは高強度と通常強度のどちらが有用か？		
	推奨	推奨の強さ	エビデンスの確実性
②	静脈血栓症で発症した抗リン脂質抗体症候群における血栓予防治療において，ワルファリンの治療強度[*1]は高強度よりも通常強度を提案する．	弱い	非常に低

＊1：ワルファリンの通常強度とはプロトロンビン時間国際標準比 1.5〜2.5 とする．高強度は日本における基準はないが海外ではプロトロンビン時間国際標準比 3〜4 とされる．

1 背景

APS の主要病態は，再発性動静脈血栓症や習慣流産などの妊娠合併症であり，血栓性 APS 患者では血栓症の再発をいかに抑制するかが重要な課題である．ワルファリンは，血栓性 APS 患者における血栓再発予防に有効だが，治療強度が上がるほど抗凝固作用とともに出血性副作用の危険性も高まる．APS 患者におけるワルファリン治療においてどの程度の治療強度が効果と安全性のバランスが優れているかを確認することは重要な課題である．

2 解説（エビデンスの要約）

静脈血栓症で発症した APS 患者の血栓予防治療に関して，高強度（PT-INR 3〜4）と標準強度（PT-INR 2〜3）のワルファリン治療を比較した RCT は 2 件あり，観察研究は 4 件存在した．「重大」なアウトカムにおける高強度（PT-INR 3〜4）の標準強度（PT-INR 2〜3）に対する効果推定値について，2 件の RCT では死亡〔1,000 人当たり 0 人（−32〜31）〕，血栓症再発〔1,000 人当たり 65 人増加（−4〜135）〕や肺塞栓〔1,000 人当たり 18 人増加（−16〜53）〕，重篤な出血〔1,000 人当たり 17 人減少（−75〜42）〕について有意な差を認めなかった．一方 4 件の比較観察研究では，標準強度と比較し高強度のワルファリン治療は，有意に血栓症再発を抑制〔1,000 人・年当たり 114 人減少（−227〜−1）〕したが，重篤な出血を増加〔1,000 人・年当たり 36 人増加（0〜72）〕させた．死亡については差がなかった．

3 ワーキンググループ会議

① アウトカム全般に関するエビデンスの質はどうか？

2 件の RCT を統合したエビデンスの確実性は，バイアスのリスク，「不精確さ」でダウングレードされ，採用された「重大」なアウトカムにおいて「非常に低」あるいは「低」であった．観察研究でも同様であり，「非常に低」であった．重大なアウトカムについて，標準強度に対する高強度ワルファリン治療の効果は，点推定値において異なる方向を示したことから，効果および害の全体的なエビデンスの確実性は「非常に低」とした．

② 利益と害のバランスはどうか？

2 つの RCT では，血栓再発抑制効果において高強度と標準強度のワルファリン治療に差を認めず，高強度ワルファリン治療を支持する結果は得られなかった．

一方 4 つの観察研究のうち，3 つにおいて高強度ワルファリン治療で血栓再発抑制効果が高かったが，すべての研究で重篤な出血が増加する結果が示された．以上から，高強度よりも「標準強度を支持する」と考えた．

③ 患者の価値観や意向はどうか？

今回選択された主要なアウトカムを重視するかについて，「不確実性やばらつきはなし」と判断した．医療消費者へのインタビューでは，あげられたアウトカムとその重要性について，賛同が得られた．

④ 正味の利益とコストや資源のバランスはどうか？

高強度治療において投与量が増加するとともに，受診および PT-INR 測定頻度は増加する可能性があるが，ワルファリンの薬価（0.5 mg 錠 9.8 円，1 mg 錠 9.8 円，5 mg 錠 9.9 円）や再診料検査料は比較的安価であり，標準強度の治療と比較し必要資源量の増加はそれほど大きくないと考えられる．

⑤ 推奨のグレーディング

ワーキンググループ会議では，効果の面において，標準強度と比較し高強度ワルファリン治療の血栓再発抑制効果が確認できなかった 2 つの RCT の統合結果を，害の面では高強度ワルファリン治療において重篤な出血が有意に多かった 4 つの観察研究の統合結果をそれぞれ重視し，さらに高強度治療では標準強度治療と比較し，出血性副作用の懸念から受診や PT-INR の測定回数が増える可能性があることから，「標準強度のワルファリン治療を支持」した．エビデンスの確実性が「非常に低」であったため，「提案」（弱い推奨）となった．

4 関連する他の診療ガイドライン等の記載

2012 年の British Society for Haematology からガイドライン[1]および 2019 年の EULAR からのガイドライン[2]では，標準強度（PT-INR 2〜3）のワルファリン治療が推奨されている．

日本人におけるワルファリンの治療強度は，出血リスクがより高いことを考慮して低く設定されることが多く，実際に既存のガイドラインにおいても通常強度が PT-INR 1.5〜2.5 と設定されている[3]．

5 今後の研究の可能性

血栓症再発の高リスク症例（複数回の血栓症再発，

aPL 三種陽性患者）におけるワルファリン高強度治療と標準強度治療の比較.

日本人に最適なワルファリン治療強度の検討.

6　採用論文リスト

Crowther MA, et al. N Engl J Med 2003；349：1133-1138.

Finazzi G, et al. J Thromb Haemost 2005；3：848-853.

Rosove MH, et al. Ann Intern Med 1992；117：303-308.

Rivier G, et al. Lupus 1994；3：85-90.

Khamashta MA, et al. N Engl J Med 1995；332：993-997.

Ames PR, et al. Thromb Haemost 2005；93：694-699.

7　エビデンスプロファイル，Evidence to Decision テーブル

推奨作成関連資料①参照.

8　参考文献

1）　Keeling D, et al. Br J Haematol 2012；157：47-58.

2）　Tektonidou MG, et al. Ann Rheum Dis 2019；78：1296-1304.

3）　肺血栓塞栓症および深部静脈血栓症の診断，治療，予防に関するガイドライン，循環器病学会 VTE 予防ガイドライン（2017 年改訂版）.
http://www.j-circ.or.jp/guideline/pdf/JCS2017_ito_h.pdf

▶ 推奨作成関連資料一覧（推奨作成関連資料①に掲載）
資料 2-1 CQ2 文献検索式と文献選択（CQ 2-1，2-2，2-3）
資料 2-2 CQ2 リスク・バイアステーブル（RCT）
資料 2-3 CQ2 リスク・バイアステーブル（非 RCT）
資料 2-6 CQ2-2 エビデンスプロファイル（RCT）
資料 2-7 CQ2-2 エビデンスプロファイル（非 RCT）
資料 2-8 CQ2-2 Evidence to Decision テーブル

| CQ 2-3 | 静脈血栓症で発症した抗リン脂質抗体症候群の血栓予防治療において，直接経口抗凝固薬とワルファリンのどちらが有用か？ |

	推奨	推奨の強さ	エビデンスの確実性
③	静脈血栓症で発症した抗リン脂質抗体三種陽性*2の抗リン脂質抗体症候群の血栓予防治療において，リバーロキサバンよりもワルファリンを提案する.	弱い	低

*2：抗リン脂質抗体三種陽性とはループスアンチコアグラント，抗カルジオリピン抗体，抗 β_2GPI 抗体の三種類が陽性になるものをいう.

1　背景

APS の主要病態は，再発性動静脈血栓症や習慣流産などの妊娠合併症であり，血栓性 APS 患者では血栓症の再発をいかに抑えるかが重要である．直接経口抗凝固薬（DOAC）は，トロンビンやⅩa 因子を選択的に阻害することで抗凝固作用を示すため，ワルファリンと比較して，①食事による影響がないため定期的な PT-INR モニタリング不要，②服用後速やかに効果が発現する，③頭蓋内出血が少ないなどの利点があることから，ワルファリンに代わる抗凝固薬として広く臨床で使用されるようになったが，APS における血栓再発予防においてワルファリンと比較した DOAC の有効性，安全性は不明な点が多く，それらを確認することは重要な課題である．

2　解説（エビデンスの要約）

3 件の RCT と，2 件の非 RCT があった．3 件の RCT および 1 件の非 RCT はリバーロキサバンに関する検討，残りの 1 件（非 RCT）は，ダビガトランに関する検討（ダビガトランを用いた 3 件の RCT で aPL が測定された症例を抽出した post hoc 解析）であった．対照薬となったビタミン K 拮抗薬（VKA）として，1 件の RCT でアセノクマロール，1 件の非 RCT では薬剤名は不明，その他はワルファリンが使用された．2 件の非 RCT は「バイアスのリスク」や「非直接性」の問題から，推奨作成には 3 件の RCT を優先することとした．

3 件の RCT から静脈血栓症既往例のみを抽出し統合した結果では，VKA 治療と比較したリバーロキサバン治療の最終観察時における血栓再発率は，有意差はないものの 1,000 人当たり 28 人増加（−31〜88）との結

果であった．また3件のRCTのaPL三種陽性例のみを抽出し統合した結果では，最終観察時における血栓症再発率は，VKAと比較しリバーロキサバンで有意に高かった〔1,000人当たり82人増加（18〜146）〕．静脈血栓症既往例のおけるaPL三種陽性例の割合が不明であった1件のRCTを除き，2件のRCTから静脈血栓症既往のみかつaPL三種陽性例を抽出し統合した結果では，ワルファリン治療と比較したリバーロキサバン治療の血栓再発率は，有意差はないものの1,000人当たり64人増加（−23〜150）との結果であった．

一方，望ましくない効果について，重篤な出血〔1,000人当たり3人増加（−25〜31）〕，QOLに関してリバーロキサバンはワルファリンと明らかな差がなかった．

3 ワーキンググループ会議

① アウトカム全般に関するエビデンスの質はどうか？

3件のRCTを統合したエビデンスの確実性は，採用された「重大」なアウトカムにおいて「非常に低」あるいは「低」であり，ワルファリンのほうが有用とする方向で一致していたため，全体的な確実性を「低」とした．また今回の検討では，ほとんどの研究においてリバーロキサバンを評価対象としていたため，他のDOACへの言及は困難と判断した．

② 利益と害のバランスはどうか？

静脈血栓症既往のAPS患者においてリバーロキサバンはワルファリンと比較し，重大なアウトカムである血栓症再発はやや多い傾向で，さらにaPL三種陽性に限定するとさらに増加する．一方重篤な出血や合併症，QOL指標，死亡には明らかな差を認めなかった．以上の点を考慮して，静脈血栓症で発症した特にaPL三種陽性例では，リバーロキサバンよりもワルファリンによる治療を「支持する」とした．

③ 患者の価値観や意向はどうか？

今回選択された主要なアウトカムを重視するかについて，「不確実性やばらつきはなし」と判断した．

④ 正味の利益とコストや資源のバランスはどうか？

1日薬価はリバーロキサバン15 mg 1錠/日で517円，ワルファリン3 mg/日と比較すると年間薬価で18万円の差が生じ，ワルファリン治療におけるPT-INR測定費用を考慮しても医療費コストの増分はやや大きい．

⑤ 推奨のグレーディング

静脈血栓症既往のAPS患者において，血栓再発抑制効果と安全性の点でリバーロキサバンとワルファリンの間に有意差はなく，aPL三種陽性の静脈血栓症既往のAPS患者においても効果と害のアウトカムに有意差を認めなかったが，後者の集団に限定することでリバーロキサバンの血栓再発抑制効果が減弱する結果が観察された（ワルファリンと比較した血栓再発率の差が1,000人当たり28人から64人と倍以上に増加）こと，リバーロキサバン使用は，高薬価でありPT-INR測定の頻度が減少することを差し引いても医療費コストの増分が大きいなどから，静脈血栓症で発症したaPL三種陽性のAPS患者においてはリバーロキサバン治療を行わないことを「提案する」（弱い推奨）とした．

4 関連する他の診療ガイドライン等の記載

DOACに関する推奨は，2019年のEULARからのガイドライン[1]に初めて掲載され，aPL三種陽性のAPS患者にはリバーロキサバンの使用は避け，DOACは，VKAを高用量で使用しても治療強度を達成できない患者やVKAの使用が禁忌に相当する患者においてその使用を考慮することと記載されている．

5 今後の研究の可能性

aPL三種陽性以外でかつ動脈血栓症の既往を欠くAPS患者におけるDOACとワルファリンの比較研究．

6 採用論文リスト

Cohen H, et al. Lancet Haematol 2016；3：e426-e436.
Pengo V, et al. Blood 2018；132：1365-1371.
Ordi-Ros J, et al. Ann Intern Med 2019；171：685-694.
Martinelli I, et al. Haematologica 2018；103：e315-e317.
Goldhaber SZ, et al. Vasc Med 2016；21：506-514.

7 エビデンスプロファイル，Evidence to Decision テーブル

推奨作成関連資料①参照．

8 参考文献

1）Tektonidou MG, et al. Ann Rheum Dis 2019；78：1296-1304.

6. CQ3 の推奨のまとめ

CQ 3	動脈血栓症で発症した抗リン脂質抗体症候群において，どのような血栓予防治療を行うか？		
	推奨	**推奨の強さ**	**エビデンスの確実性**
①	動脈血栓症で発症した抗リン脂質抗体症候群の血栓予防治療において，ワルファリン単独よりも抗血小板薬（単独もしくは2剤併用）または抗血小板薬とワルファリンの併用を提案する．	弱い	非常に低
②	動脈血栓症で発症した抗リン脂質抗体症候群の血栓予防治療において，アスピリン単独よりもアスピリンとワルファリンの併用を提案する．	弱い	非常に低
③	動脈血栓症で発症した抗リン脂質抗体三種陽性[*1]の抗リン脂質抗体症候群の血栓予防治療において，リバーロキサバンよりもワルファリンを用いることを提案する．	弱い	非常に低

[*1]：抗リン脂質抗体三種陽性とはループスアンチコアグラント，抗カルジオリピン抗体，抗 β_2GPI 抗体の三種類が陽性になるものをいう．

7. CQ3 の推奨と解説

| CQ 3-1 | 動脈血栓症で発症した抗リン脂質抗体症候群の血栓予防治療において，ワルファリン単独と抗血小板薬または抗血小板薬とワルファリンの併用ではどちらが有用か？ | | |

	推奨	推奨の強さ	エビデンスの確実性
①	動脈血栓症で発症した抗リン脂質抗体症候群の血栓予防治療において，ワルファリン単独よりも抗血小板薬（単独もしくは 2 剤併用）または抗血小板薬とワルファリンの併用を提案する．	弱い	非常に低

1 背景

APS の主要病態は，再発性動静脈血栓症や習慣流産などの妊娠合併症で，APS 患者では血栓症の再発をいかに抑えるかが重要である．動脈血栓症で発症したAPS では特に海外を中心にワルファリンが標準薬として用いられる．一方，わが国では抗血小板薬が用いられるケースも多い．ワルファリンと抗血小板薬の治療効果を整理し直すのは大変重要で意義が高い．

2 解説（エビデンスの要約）

動脈血栓症で発症した APS 患者の血栓予防治療において，ワルファリン単独と抗血小板薬（抗血小板薬＋ワルファリンを含める）を比較した研究は 1 件の観察研究のみであった．

「重大」なアウトカムについて結果をみると，血栓症の再発について，抗血小板薬はワルファリン単独に比べ有意に再発を予防した〔1,000 人・年当たり 470 人減少（−694〜−245）〕．一方，望ましくない効果である重篤な出血では抗血小板薬で有意に増加〔1,000 人・年当たり 117 人増加（45〜189）〕．死亡については抗血小板薬が多い方向であるが有意差を認めなかった〔1,000人・年当たり 92 人増加（−75〜259）〕．

3 ワーキンググループ会議

① アウトカム全般に関するエビデンスの質はどうか？

エビデンスの確実性は，採用されたアウトカムにおいて「非常に低」であった．アウトカム全般に関するエビデンスの確実性も「非常に低」となった．

② 利益と害のバランスはどうか？

「重大」なアウトカムに関して，血栓症の再発（抑制）について，抗血小板薬＋ワルファリンもしくは抗血小板薬単独はワルファリン単独に比べて有意に効果的であった．一方，望ましくない効果である重篤な出血はワルファリンのほうが少なく，死亡についてはワルファリンのほうが少ない傾向にはあったが有意な差を認めなかった．相対的重要性を血栓症再発と重篤な出血が同程度で死亡がより強いとすると，ワルファリン単独と比べて，抗血小板薬（抗血小板薬＋ワルファリンも含める）は，総合的に望ましい効果が上回ると判断した．

ただし，相対的重要性の程度は価値観によりばらつく可能性，また利用した各々の数値について信頼区間が広いことに留意する必要がある．また，血栓症再発の相対的重要性をさらに重視すれば，望ましい効果がより上回ることとなる．

③ 患者の価値観や意向はどうか？

今回選択された主要なアウトカムを重視するかについて，「不確実性やばらつきはおそらくなし」と判断した．医療消費者へのインタビューでは，あげられたアウトカムとその重要性について，賛同が得られた．

④ 正味の利益とコストや資源のバランスはどうか？

1 日薬価はバイアスピリン® 錠 100 mg 1 錠/日で 5.7 円，シロスタゾール 50 mg 2 錠/日で 21.4 円，クロピドグレル 75 mg 錠 1 錠/日で 62.3 円であり，ワルファリン 3 mg/日（29.4 円）と比較すると年間薬価でバイアスピリン® 錠は−8,000 円強，シロスタゾールは−3,000円弱，クロピドグレルは 12,000 円程度の差が生じる．ワルファリンでは PT-INR 測定費用，検査のための通院を要する．しかし，抗血小板薬単独，あるいはこれ

にワルファリンを併用した場合でも大幅な資源増加はないと思われる.

以上から, 利益と害のバランスを考慮し, ワルファリン単独と比べて, 抗血小板薬(抗血小板薬＋ワルファリンも含める)は, 総合的に望ましい効果が上回ると判断した.

⑤ 推奨のグレーディング

APS の動脈血栓症に対する抗血小板薬(抗血小板薬＋ワルファリンを含む)とワルファリンのアウトカムの比較は, 治療効果(血栓症再発の抑制)は抗血小板薬が優れ, 重篤な(入院が必要となる)出血症状はワルファリン治療群で少なく, 死亡は両群で差がなかった. しかし, 治療効果, 重篤な出血症状, 死亡それぞれの相対的重要性やコストや資源バランスも加味した結果, ワルファリン単独よりも抗血小板薬(抗血小板薬＋ワルファリンを含む)を提案した. 単一施設における非RCT 1件のみの解析でありエビデンスの確実性が「非常に低」であることを考慮し, 「提案」(弱い推奨)とした.

なお, 抗血小板薬群には抗血小板薬二剤投与例が含まれている. また, 引用論文では, 血栓症再発までの期間を考慮すると抗血小板薬二剤投与のほうがワルファリン単独よりも血栓予防効果が優れることが示されている.

4 関連する他の診療ガイドライン等の記載

2019 年の EULAR から発行された APS 診療ガイドライン[1]によると, 動脈血栓症で発症した APS 患者の血栓予防にはアスピリンよりもワルファリンが治療として推奨されている. アスピリン以外の抗血小板薬については解析されていない. ただし, 欧州で用いられているワルファリンは PT-INR 2.5〜3.5 であり, わが国で一般的に用いられるワルファリン通常強度(PT-INR 1.5〜2.5)よりも高強度であることや, 一方, 日本人でワルファリンによる頭蓋内出血が比較的高頻度に起こることを考えると, この推奨をそのまま日本で外挿することはむずかしい.

5 今後の研究の可能性

動脈血栓症を発症した日本人 APS 患者において, ワルファリンと抗血小板薬との治療効果の比較試験を, より多施設・多数例で検証することが重要と考えられる.

6 採用論文リスト

Ohnishi N, et al. Rheumatology(Oxford)2019；58：969-974.

7 エビデンスプロファイル, Evidence to Decision テーブル

推奨作成関連資料①参照.

8 参考文献

1) Tektonidou MG, et al. Ann Rheum Dis 2019；78：1296-1304.

▶ 推奨作成関連資料一覧(推奨作成関連資料①に掲載)
資料 3-1 CQ3 文献検索式と文献選択(CQ 3-1, 3-2, 3-3)
資料 3-2 CQ3-1 リスク・バイアステーブル
資料 3-3 CQ3-1 エビデンスプロファイル
資料 3-4 CQ3-1 Evidence to Decision テーブル

CQ 3-2	動脈血栓症で発症した抗リン脂質抗体症候群の血栓予防治療において, アスピリン単独とアスピリンとワルファリンの併用ではどちらが有用か？		
	推奨	推奨の強さ	エビデンスの確実性
②	動脈血栓症で発症した抗リン脂質抗体症候群の血栓予防治療において, アスピリン単独よりもアスピリンとワルファリンの併用を提案する.	弱い	非常に低

1 背景

APS の主要病態は, 再発性動静脈血栓症や習慣流産などの妊娠合併症で, APS 患者では血栓症の再発をいかに抑えるかが重要である. 動脈血栓症で発症した APS では特に海外を中心にワルファリンが標準薬とし

て用いられる一方，わが国では抗血小板薬を用いられるケースも多い．

さらに治療抵抗性の APS もしばしば認められ，治療の併用や強化が行われる．このサブ CQ では低用量アスピリン（LDA）とワルファリンの併用について LDA 単独と比較して検討した．

2　解説（エビデンスの要約）

動脈血栓症で発症した APS 患者の血栓予防治療において，LDA 単独と LDA ＋ワルファリンを比較した研究は 1 件の RCT のみであった．

その結果によると，LDA ＋ワルファリン投与群は LDA 単独投与群に比べ有意に血栓症再発を抑制した〔5 年間の脳梗塞再発率：1,000 人当たり 505 人減少（－769 ～ －66）〕．一方，出血症状は LDA ＋ワルファリン投与群で増加傾向にあった〔1,000 人当たり 20 人増加（－143 ～ 183）〕．

3　ワーキンググループ会議

①　アウトカム全般に関するエビデンスの確実性はどうか？

RCT ではあるが「バイアスのリスク」（割付隠蔽・対象者・ケア提供者の盲検化・評価者の盲検化がunclear）であり，「非直接性」（血栓症のアウトカムが脳梗塞のみ），「不精確さ」でダウングレードされ，エビデンスの確実性は，いずれのアウトカムにおいても「非常に低」であった．アウトカム全般に関するエビデンスの確実性も「非常に低」となった．

②　利益と害のバランスはどうか？

「重大」なアウトカムである血栓症の再発（抑制）については，LDA ＋ワルファリンが LDA 単独に比べて有意に効果的であった．一方，望ましくない効果である重篤な出血は LDA 単独のほうが少ない傾向にあった．死亡について両群で認められなかった．血栓症再発と重篤な出血の相対的重要性を同程度とすると，LDA 単独と比べて，LDA ＋ワルファリンのほうが利益と害のバランスが優れていた．

③　患者の価値観や意向はどうか？

今回選択された主要なアウトカムをどの程度重視するかについて，「重要な不確実性またはばらつきはおそらくなし」と判断した．

④　正味の利益とコストや資源のバランスはどうか？

ワルファリン 3 mg/日（29.4 円）の追加による年間薬価の増加は 10,000 円程度であるが，定期的な PT-INR の測定を要する．しかし，効果のバランスの観点からは，「おそらく介入を支持する」と思われる．

⑤　推奨のグレーディング

APS の動脈血栓症に対する LDA 単独と LDA ＋ワルファリンのアウトカムを比較すると，治療効果（血栓症再発の抑制）は LDA ＋ワルファリンが優れ，重篤な（入院が必要となる）出血症状は LDA 単独が少ない傾向であるものの有意差は認めず，死亡は両群で認められなかった．治療効果，重篤な出血症状それぞれの重要性，コストや資源バランスも加味した結果，LDA ＋ワルファリンを LDA 単独に比べ提案した．LDA 単独で再発した場合のみならず，通常治療（二次予防）の場合にも LDA ＋ワルファリンを考慮する．

少数例の RCT（1 件）であり，またエビデンスの確実性が「非常に低」であること，アウトカムの相対的な重要度は価値観によって異なる可能性があることから，弱い推奨とした．

4　関連する他の診療ガイドライン等の記載

2019 年の EULAR から発行された APS 診療ガイドライン[1]によると，動脈血栓症で発症した APS 患者の血栓予防には治療下の再発例において LDA ＋ワルファリン投与が提案されている．

5　今後の研究の可能性

LDA 単独と LDA ＋ワルファリン療法について，日本人における多施設，多数例でのより長期の検討が必要である．また，LDA 以外の抗血小板薬についても検討することが必要である．

6　採用論文リスト

Okuma H, et al. Int J Med Sci 2009；7：15-18.

7　エビデンスプロファイル，Evidence to Decision テーブル

推奨作成関連資料①参照．

8 参考文献

1) Tektonidou MG, et al. Ann Rheum Dis 2019；78：1296-1304.

▶ 推奨作成関連資料一覧（推奨作成関連資料①に掲載）
資料 3-1 CQ3 文献検索式と文献選択（CQ 3-1，3-2，3-3）
資料 3-5 CQ3-2 リスク・バイアステーブル
資料 3-6 CQ3-2 エビデンスプロファイル
資料 3-7 CQ3-2 Evidence to Decision テーブル

CQ 3-3	動脈血栓症で発症した抗リン脂質抗体三種陽性の抗リン脂質抗体症候群の血栓予防治療において，リバーロキサバンとワルファリンのどちらが有用か？		
	推奨	推奨の強さ	エビデンスの確実性
③	動脈血栓症で発症した抗リン脂質抗体三種陽性*1の抗リン脂質抗体症候群の血栓予防治療において，リバーロキサバンよりもワルファリンを用いることを提案する.	弱い	非常に低

*1：抗リン脂質抗体三種陽性とはループスアンチコアグラント，抗カルジオリピン抗体，抗 β_2GPI 抗体の三種類が陽性になるものをいう.

1 背景

APS の主要病態は，再発性動静脈血栓症や習慣流産などの妊娠合併症であり，血栓性 APS 患者では血栓症の再発をいかに抑えるかが重要である．DOAC は，トロンビンや Xa 因子を選択的に阻害することで抗凝固作用を示すため，ワルファリンと比較して，①食事による影響がないため定期的な PT-INR モニタリング不要，②服用後速やかに効果が発現する，③頭蓋内出血が少ないなどの利点があることから，ワルファリンに代わる抗凝固薬として広く臨床で使用されるようになったが，APS における血栓再発予防における DOAC の有効性，安全性は不明な点が多く，とりわけ動脈血栓症で発症した APS における有効性，安全性の評価は乏しい．それらを確認することは重要な課題である.

2 解説（エビデンスの要約）

動脈血栓症で発症した APS 患者の血栓予防治療においてワルファリンと DOAC を比較した研究は，血栓症の再発リスクが高い aPL 三種陽性例を対象とした 1 件の RCT（ワルファリンとリバーロキサバンの比較）のみであった.

その結果，リバーロキサバン投与群はワルファリン投与群に比べ有意に血栓症再発が増加した〔1,000 人・年当たり 190 人増加（23～358）〕．また，出血症状〔1,000人・年当たり 52 人増加（-140～244）〕や死亡〔1,000人・年当たり 48 人増加（-14～43）〕もリバーロキサバン投与群で多い傾向にあった.

3 ワーキンググループ会議

① アウトカム全般に関するエビデンスの質はどうか？

「バイアスのリスク」（オープン試験），「非直接性」（動脈血栓症＋静脈血栓症で発症した症例を含む），「不精確性」に関してダウングレードされ，すべてのアウトカムにおいてエビデンスの確実性は「非常に低」であった.

② 利益と害のバランスはどうか？

「重大」なアウトカムに関して，血栓症の再発については，ワルファリンがリバーロキサバンに比べて有意に抑制した．一方，望ましくない効果である出血や死亡はワルファリンのほうが少ない傾向にはあったが有意差を認めなかった．以上から，リバーロキサバンよりもワルファリン治療のほうが，利益と害のバランスが優れると考えた．ただし，効果推定値の信頼区間が広いことに留意する必要がある.

③ 患者の価値観や意向はどうか？

今回選択された主要なアウトカムを重視するかについて，「不確実性やばらつきはおそらくなし」と判断した.

④ 正味の利益とコストや資源のバランスはどうか？

正味の利益はワルファリンのほうが優れる．資源・コストに関して，リバーロキサバン 15 mg/日（517 円）

はワルファリン 3 mg/日（29.4 円）よりも年間薬価で
180,000 円ほど増加する．ワルファリン治療における
PT-INR 測定費用を考慮してもリバーロキサバンのコ
スト増分は大きいと考えられる．以上から，ワルファ
リンのほうが，バランスが優れる．

⑤　推奨のグレーディング
　治療効果（血栓症の再発抑制）はワルファリンが優
れ，かつ出血症状や死亡はワルファリンが少ない傾向
である．資源・コストに関してもワルファリンのほう
が優れる．ただし，エビデンスの確実性は「非常に低」
であった．以上から，APS のうちでも再発を繰り返し
やすい aPL 三種陽性例に限定したものであることを付
記してリバーロキサバンよりワルファリンを「提案」
（弱い推奨）した．

4　関連する他の診療ガイドライン等の記載

　2019 年の EULAR から発行された APS 診療ガイドラ
イン[1]によると，動脈血栓症で発症した APS 患者の血
栓予防にはリバーロキサバンを含めた DOAC を用い
ないことが推奨されている．

5　今後の研究の可能性

　日本人を対象とした動脈血栓症で発症した（aPL 三

種陽性例を除いた）APS 患者の血栓予防に対する
DOAC の治療効果についての解析が必要である．ただ
し，EULAR のガイドラインも参考に，特に aPL 三種
陽性例など，再発を繰り返す症例に対しては DOAC 使
用を避けるなど慎重であることが望まれる．

6　採用論文リスト

Pengo V, et al. Blood 2018；132：1365-1371.

7　エビデンスプロファイル，Evidence to Decision テーブル

　推奨作成関連資料①参照．

8　参考文献

1）Tektonidou MG, et al. Ann Rheum Dis 2019；78：
　　1296-1304.

▶ 推奨作成関連資料一覧（推奨作成関連資料①に掲載）
資料 3-1 CQ3 文献検索式と文献選択（CQ 3-1，3-2，3-3）
資料 3-8 CQ3-3 リスク・バイアステーブル
資料 3-9 CQ3-3 エビデンスプロファイル
資料 3-10 CQ3-3 Evidence to Decision テーブル

8. CQ4 の推奨と解説

CQ 4	劇症型抗リン脂質抗体症候群に対してどのような治療を行うか？		
	推奨	推奨の 強さ	エビデンスの 確実性
①	劇症型抗リン脂質抗体症候群に対して，抗凝固療法とグルココルチコイドに，血漿交換[*1]または免疫グロブリン大量静注療法[*1]を併用することを提案する．	弱い	非常に低[*2]

*1：保険適用外．使用上の注意（p ii, p3）参照．
*2：ランダム化比較試験・治療比較研究がないため，エビデンスの確実性は「非常に低」とした．

1 背景

記載の根拠となるエビデンスはない．しかし，劇症型 APS は極めてまれ，かつ予後不良の病態であり，標準的治療法も確立されていない．本病態に対する治療指針の策定は優先事項と考えられる．

2 解説（エビデンスの要約）

劇症型 APS は極めてまれな病態であり，RCT はなく，コホート研究，症例対照研究，前後比較研究すらない．「CAPS Registry」という国際レジストリーの最新の論文によると，「Triple therapy（抗凝固療法＋GC＋血漿交換 and/or 免疫グロブリン大量静注療法）」で治療された症例において死亡率が低かった（28.6%）．CAPS Registry 以外のケースシリーズにおいても「Triple therapy」を支持する結果であった．採用された論文はこの2つのみであり，根拠となるエビデンスの質は非常に低いが，生存率63% と極めて予後不良の病態であることを考慮すると，予期される望ましい効果は大きいと考えられた．一方，予期される望ましくない効果は，もともと生命予後不良の病態であるためか，どの報告でも治療に伴う有害事象についてはほとんど言及されておらず，わからなかった．

3 ワーキンググループ会議

① アウトカム全般に関するエビデンスの確実性はどうか？

RCT および治療比較の可能な観察研究が存在せず，ケースシリーズのみであった．前述〔Ⅲ章 システマティックレビュー，エビデンスの確実性の評価と推奨の作成 2．エビデンスの確実性の評価（p11）を参照〕のとおり，エビデンスの確実性は「非常に低」とした．

② 利益と害のバランスはどうか？

生存率を「重大」なアウトカムとして用いた．「Triple therapy」（抗凝固療法と GC に，血漿交換または免疫グロブリン大量静注療法を併用すること）以外の介入では短期間での死亡率が高いことを考慮して，「介入（「Triple therapy」）を支持する」結論に至った．

③ 患者の価値観や意向はどうか？

記載の根拠となるエビデンスはないが，生存率63% と極めて予後不良の病態であることを考慮すると，主要なアウトカム（＝生存）をどの程度重視するかについて，「重要な不確実性またはばらつきはおそらくなし」と考えられた．

④ 正味の利益とコストや資源のバランスはどうか？

同定された研究エビデンスはないが，劇症型 APS が極めて予後不良の病態であること，効果のバランスを考慮して，「介入（「Triple therapy」）を支持する」結論に至った．

⑤ 推奨のグレーディング

劇症型 APS は極めてまれな病態である．そのため，本 CQ の推奨は，実質的に「CAPS Registry」という国際レジストリーの最新の文献1つ（ケースシリーズ）のみに基づいて作成したため，根拠となるエビデンスの確実性は「非常に低」であるが，生存率63% と極めて予後不良の病態であることを考慮して，本 CQ の推奨は，「劇症型 APS に対して，抗凝固療法と GC に，血漿交換または免疫グロブリン大量静注療法を併用することを提案する」（弱い推奨）とした．

4 関連する他の診療ガイドライン等の記載

EULAR の成人 APS の推奨[1]においては，「劇症型 APS の患者における第一選択の治療としては，GC と，ヘパリンと，血漿交換または免疫グロブリン大量静注療法の併用が，単独または治療法の他の組み合わせよりも推奨される．加えて，誘発因子（感染，壊疽，または悪性腫瘍等）も適切に治療されるべきである」「難治性の劇症型 APS 患者においては，B 細胞除去〔リツキシマブ（RTX）等〕または補体阻害（エクリズマブ等）が考慮されてもよい」と記載されている．なお，同意度は各々 9.7，9.2（10 点満点中）と高かったが，エビデンスのレベルは各々 5，4（5 段階中），推奨のグレードはいずれも D（最高が A，最低が D）と低かった．

5 今後の研究の可能性

劇症型 APS は極めてまれな病態であるため，臨床試験の実施はほとんど不可能であり，今後も，ケースシリーズが研究の中心になると考えられる．症例を蓄積して，本治療の手引きでも推奨している「Triple therapy」のデータを増やすとともに，エキスパートオピニオンでは SLE が基礎疾患にある劇症型 APS 症例に対して CY の併用が推奨されたり[2]，また，EULAR の成人 APS の推奨[1]においては，「Triple therapy」で難治性

の劇症型 APS に対しては，RTX やエクリズマブによる治療が検討されているので，これらの治療法のデータを集積することも望まれる．また，治療方法以外にも，劇症型 APS の発症予測因子や発症予防，早期診断方法の確立も今後の研究の重要な課題である．

6 採用論文リスト

Rodríguez-Pintó I, et al. Rheumatology（Oxford）2018；57：1264-1270.

Ruffatti A, et al. J Autoimmun 2018；93：124-130.

7 Evidence to Decision テーブル

推奨作成関連資料①参照．

8 参考文献

1) Tektonidou MG, et al. Ann Rheum Dis 2019；78：1296-1304.
2) Bayraktar UD, et al. J Rheumatol 2007；34：346-352.

▶ 推奨作成関連資料一覧（推奨作成関連資料①に掲載）

資料 4-1 CQ4 文献検索式と文献選択
資料 4-2 CQ4 Evidence to Decision テーブル
資料 4-3 CQ4 アブストラクトテーブル

9. 医療消費者への
インタビュー結果

　まず，ガイドラインがあることは患者にとって参考になるのでよいことである，とのことであった．というのも，患者同士で話をしていると，抗血小板薬を処方されているものの自分が APS であることを知らない患者が多く，aPL 陽性であること，あるいは APS であることが患者に伝わっているのか疑問に感じることが多い．医療従事者は，患者に APS であることを説明していただきたい，との意見があった．

　CQ およびアウトカムの種類と重要性については，ワーキンググループが作成した内容に賛同された．

　推奨について，SLE で aPL 陽性の場合の治療法の選択について，わかりにくいとの意見であった．図を用いて理解しやすいように改善することとした．

好酸球性多発血管炎性肉芽腫症（EGPA）

1. 重要臨床課題・アウトカムとクリニカルクエスチョン

　好酸球性多発血管炎性肉芽腫症（EGPA）における重要臨床課題として，統括委員会およびワーキンググループ会議で検討し，初期治療（寛解導入治療），維持治療，および特殊病態として臨床的にしばしば問題となっている残存する末梢神経障害に対する治療の3つを取り上げた．

　このなかで，寛解導入治療では，初期治療として①グルココルチコイド（GC）は high-dose（1 mg/kg）か low-dose（0.5 mg/kg など）のどちらが有用か，②GC と GC＋免疫抑制薬の併用のどちらが有用か，を検討した．維持治療では，①GC と GC＋免疫抑制薬の併用のどちらが有用か，②併用する免疫抑制薬として，シクロホスファミド（CY），アザチオプリン（AZA），メトトレキサート（MTX）などのいずれが有用か，を検討した．最後に特殊病態として残存する末梢神経障害に対して免疫グロブリン大量静注療法（IVIG）の併用は有用か，を検討することとした．

　重大なアウトカムとして，死亡，寛解または主症状の改善，寛解維持，重篤有害事象（重篤感染症など），徒手筋力テスト（MMT）変化量，筋力低下改善部位数，視覚的評価スケール（VAS）変化量，修正 Barthel 指数変化量，重要なアウトカムとして無再燃寛解維持率（再燃率）を取り上げた．

　重要臨床課題とアウトカムをもとにクリニカルクエスチョン（CQ）素案を作成した．次に，過去20年の PubMed と医中誌から関連した文献を検索し，極めて少数であるが，ランダム化比較試験（RCT）を選んでそれをもとに推奨を作成することとした．CQ1 として「EGPA の寛解導入治療では，どのようなレジメンが有用か？」，CQ2 として「EGPA の寛解維持治療では，どのようなレジメンが有用か？」，CQ3 として「末梢神経障害の残存する EGPA の治療では，IVIG の併用は有用か？」の3つとした．そのなかで，CQ1 に対する文献検索で，RCT またはそれに準じる比較研究がみられた3つの論文を採用し，3つのサブ CQ を採用した．CQ1-1 として「重症でない EGPA の寛解導入治療では，GC 単独と，GC と AZA の併用のどちらが有用か？」，CQ1-2 として「GC に抵抗性の EGPA の寛解導入治療では，GC と AZA の併用と，GC と静注シクロホスファミドパルス（IVCY）の併用は，どちらが有用か？」，CQ1-3 として「既存治療に抵抗性の EGPA の寛解導入治療では，メポリズマブの追加併用は有用か？」とし，推奨作成を行った．CQ2 に対する文献検索では RCT としては MTX と経口シクロホスファミド（POCY）を比較した1件のみで，その他はほぼケースシリーズと総説のみであり，CQ2 として「EGPA の寛解維持治療では，GC＋POCY と GC＋MTX のどちらが有用か？」の1つのみを検討した．CQ3 に対する文献検索でも RCT としては免疫グロブリン大量静注療法とプラセボを比較した1件のみであり，「末梢神経障害の残存する EGPA の治療では，免疫グロブリン大量静注療法の併用は有用か？」について検討した．なお，重症の EGPA の寛解導入治療については，治療の手引き作成法の条件を満たす研究がなかったため，本治療の手引きでは CQ および推奨文を作成できなかった．

2. CQ1 の推奨のまとめ

CQ 1	好酸球性多発血管炎性肉芽腫症の寛解導入治療では，どのようなレジメンが有用か？		
	推奨	**推奨の強さ**	**エビデンスの確実性**
①	重症でない*1好酸球性多発血管炎性肉芽腫症の寛解導入治療では，グルココルチコイドとアザチオプリンの併用よりもグルココルチコイド単独による治療を提案する．	弱い	非常に低
②	重症でない*1好酸球性多発血管炎性肉芽腫症に対してグルココルチコイド単独による寛解導入治療が効果不十分の場合，アザチオプリンよりも静注シクロホスファミドパルスをグルココルチコイドに追加併用することを提案する．	弱い	非常に低
③	グルココルチコイド単独あるいはグルココルチコイドに免疫抑制薬を併用しても，寛解とならなかったか，寛解後に再発した治療抵抗性の好酸球性多発血管炎性肉芽腫症の寛解導入治療では，メポリズマブを併用することを推奨する．	強い	中

＊1：重症でないとは，1996 FFS＝0，すなわち血清クレアチニン濃度＞1.58 mg/dL，1 日尿蛋白量＞1 g，重症の消化管病変（出血，穿孔，梗塞，膵炎），心筋病変，中枢神経病変，のいずれも満たさない症例を指す．ただし，1996 FFS は 5 年生存率に関連する因子であるため，1996 FFS＝0 であっても重症と判断されうる臓器病変もあることが想定される．

3. CQ1 の推奨と解説

CQ 1-1	重症でない好酸球性多発血管炎性肉芽腫症の寛解導入治療では，グルココルチコイド単独と，グルココルチコイドとアザチオプリンの併用のどちらが有用か？

	推奨	推奨の強さ	エビデンスの確実性
①	重症でない*1好酸球性多発血管炎性肉芽腫症の寛解導入治療では，グルココルチコイドとアザチオプリンの併用よりもグルココルチコイド単独による治療を提案する.	弱い	非常に低

*1：重症でないとは，1996 FFS＝0，すなわち血清クレアチニン濃度＞1.58 mg/dL，1 日尿蛋白量＞1 g，重症の消化管病変（出血，穿孔，梗塞，膵炎），心筋病変，中枢神経病変，のいずれも満たさない症例を指す．ただし，1996 FFS は 5 年生存率に関連する因子であるため，1996 FFS＝0 であっても重症と判断されうる臓器病変もあることが想定される．

1 背景

EGPA の寛解導入治療では，欧州を中心として作成された推奨[1]では，原則として GC 単独による治療が推奨されているが，新しく改訂された 2009 FFS[2]が 1 以上の重症例においては免疫抑制薬（主として静注 CY：IVCY）の併用が推奨されている[3]．一方わが国では，2009 年の全国疫学調査で，実臨床の現場では 96% の症例が GC で治療されており，そのうち免疫抑制薬の併用率は 30%（そのうち CY の併用率は 20% 程度）であった[4]．

EGPA の診断後の初期治療として，適切な寛解導入治療を提示することは最も重要な課題である．

2 解説（エビデンスの要約）

今回のシステマティックレビューの結果，最終的に 1 論文を採択・検討した．採用した Puechal らの論文は，GC 単独と GC＋AZA の併用を比較した RCT で，対象はオリジナルの 1996 FFS が 0 の顕微鏡的多発血管炎（MPA），結節性多発動脈炎（PAN）と EGPA の合計 101 例（EGPA は 51 例）となっている．無作為に GC＋AZA，または GC 単独で 12 か月間治療が行われ，研究における主要評価項目は，24 か月時点（GC，AZA 中止後 12 か月時点）での非寛解または再燃率であった．

「重大」なアウトカムにおける GC＋AZA の GC 単独に対する効果推定値は，望ましい効果について，死亡〔1,000 人当たり 77 人減少（−179〜265）〕，寛解〔1,000 人当たり 38 人増加（−35.4〜112）〕であった．一方，望ましくない効果については，重篤合併症〔1,000 人当たり 8.9 人増加（−192〜209）〕であった．

「重要」なアウトカムにおける GC＋AZA の GC 単独に対する効果推定値は，再燃〔1,000 人当たり 63 人増加

（−215〜341）〕であった．

3 ワーキンググループ会議

① アウトカム全般に関するエビデンスの確実性はどうか？

「非直接性」，「不精確さ」で 1〜2 段階グレードダウンし，各アウトカムのエビデンスの確実性は「中」〜「非常に低」となった．望ましいアウトカムとして，GC＋AZA の寛解達成率は GC 単独より高い傾向であったが，再燃はむしろ多い傾向がみられ方向性が一致しない．一方望ましくないアウトカムも，重篤合併症は GC＋AZA で多い傾向がみられたが，死亡例はむしろ GC 単独でみられた．アウトカムの方向性は一致しないことから，エビデンスの確実性は「非常に低」と判断した．

② 利益と害のバランスはどうか？

「重大」なアウトカムである死亡は GC 単独群にみられたが，死因を詳細にみると，予期せぬ突然死が含まれ，GC 単独であることが死亡と直接関連があるとはいえないと思われる．エビデンスの確実性で記述したように，望ましいアウトカムと望ましくないアウトカムの方向性が一致しないこともあり，利益と害のバランスは「様々である」と判断した．

③ 患者の価値観や意向はどうか？

今回選択した「重大」なアウトカムおよび「重要」なアウトカムについて「重要な不確実性やばらつきはおそらくなし」と判断した．利益と害に差がないなかで，新たな投薬が増えること，それに対する費用が追加されることから，GC＋AZA よりも GC 単独を選択すると

いう意向が強いと思われる.

④ 正味の利益とコストや資源のバランスはどうか？

　AZA追加による費用の増加は，公費助成が受けられる患者にとっては負担にならないが，すべての患者に適用されるわけではなく，バランスは「様々である」と思われる.

　また効果に一定の方向性はみられないことを併せて，AZAを併用するメリットはなく，費用対効果は「GC単独を支持する」と判断した.

⑤ 推奨のグレーディング

　費用対効果の大きさ，エビデンスの確実性（「非常に低」）を考慮し，「提案」（弱い推奨）とした.

4 関連する他の診療ガイドライン等の記載

　欧州を中心として作成された推奨[1]では，原則として GC単独による治療が推奨されている.

5 今後の研究の可能性

　重症でないEGPAに対する初期寛解導入として，GC単独とGC＋MTXやGC＋ミコフェノール酸モフェチ

ル（MMF）の比較など，他の免疫抑制薬の併用の有用性を調べる研究も必要かもしれない.

6 採用論文リスト

Puechal X, et al. Arthritis Rheumatol 2017；69：2175-2186.

7 エビデンスプロファイル，Evidence to Decision テーブル

　推奨作成関連資料②参照.

8 参考文献

1) Groh M, et al. Eur J Intern Med 2015；26：545-553.
2) Guillevin L, et al. Medicine（Baltimore）2011；90：19-27.
3) Samson M, et al. J Autoimmun 2013；43：60-69.
4) Sada KE, et al. Mod Rheumatol 2014；24：640-644.

▶ 推奨作成関連資料一覧（推奨作成関連資料②に掲載）
資料1-1 CQ1-1 文献検索式と文献選択
資料1-2 CQ1-1 リスク・バイアステーブル
資料1-3 CQ1-1 エビデンスプロファイル
資料1-4 CQ1-1 Evidence to Decision テーブル

CQ 1-2	グルココルチコイドに抵抗性の好酸球性多発血管炎性肉芽腫症の寛解導入治療では，グルココルチコイドとアザチオプリンの併用と，グルココルチコイドと静注シクロホスファミドパルスの併用は，どちらが有用か？

	推奨	推奨の強さ	エビデンスの確実性
②	重症でない[*1]好酸球性多発血管炎性肉芽腫症に対してグルココルチコイド単独による寛解導入治療が効果不十分の場合，アザチオプリンよりも静注シクロホスファミドパルスをグルココルチコイドに追加併用することを提案する.	弱い	非常に低

*1：重症でないとは，1996 FFS＝0，すなわち血清クレアチニン濃度＞1.58 mg/dL，1日尿蛋白量＞1 g，重症の消化管病変（出血，穿孔，梗塞，膵炎），心筋病変，中枢神経病変，のいずれも満たさない症例を指す．ただし，1996 FFS は5年生存率に関連する因子であるため，1996 FFS＝0 であっても重症と判断されうる臓器病変もあることが想定される.

1 背景

　FFS＝0のEGPAで，GC抵抗性の患者における寛解導入治療として，GCとAZAの併用と，GCとIVCYの併用を比較し，どちらが有用かを示すことは有意義

である.

2 解説（エビデンスの要約）

　今回のシステマティックレビューの結果，最終的に

1論文を採択・検討した．採用した論文は，GC 単独治療に抵抗性であった EGPA 症例 19 例を対象に GC＋AZA と GC＋IVCY の併用を比較した RCT である．無作為割付後，GC に加えて AZA（6 か月），または IVCY（6 回）併用し，56.2±31.7（平均±SD）か月の観察を行った．

「重大」なアウトカムにおける GC＋AZA の GC＋IVCY に対する効果推定値は，寛解〔1,000 人当たり 278 人増加（−134〜689）〕であった．望ましくない効果では，死亡〔1,000 人当たり 222 人増加（−49〜494）〕，重篤な有害事象〔1,000 人当たり 222 人増加（−49〜494）〕であった．

なお，「重大」ではないが，「重要」なアウトカムである再燃について，GC＋AZA の GC＋IVCY 併用に対する効果推定値は 1,000 人当たり 429 人増加（62〜795），であった．

❸　ワーキンググループ会議

①　アウトカム全般に関するエビデンスの確実性はどうか？

各アウトカムにおいて，「バイアスのリスク」，「不精確さ」でダウングレードされ，「低」〜「非常に低」となった．GC＋AZA について，効果の方向性が一定でないことから，エビデンスの確実性は「非常に低」と判断した．

②　利益と害のバランスはどうか？

GC＋AZA は GC＋IVCY より寛解達成率は高い傾向であったが，他の「重大」なアウトカム（死亡・重篤有害事象）ではむしろ多い傾向がみられた．3 つのアウトカムを同程度とみなした場合，あるいは死亡，重篤な有害事象を寛解よりも重要視した場合，GC＋AZA よりも GC＋IVCY のほうが利益と害のバランスがよい，と考えられた．以上から，おそらく GC＋IVCY を支持する，と判断した．なお，「重大」ではないが「重要」なアウトカムである再燃についても GC＋IVCY のほうが優れる方向であった．

③　患者の価値観や意向はどうか？

アウトカムの重要性に関するばらつきは少ないと考えられる．AZA は内服で使用しやすい一方，IVCY は点滴が必要であり，患者の価値観などでばらつきでる可能性があり，「重要な不確実性またはばらつきの可能性あり」と判断した．

④　正味の利益とコストや資源のバランスはどうか？

費用対効果を検証する研究がないので「わからない」と判断した．「効果のバランス」の観点で GC＋IVCY は GC＋AZA よりも上回ると考えられる．AZA は内服薬なので，IVCY よりも医療消費者・医療従事者にとって利点はあるが，費用面は IVCY を入院・外来のいずれで行うかにより異なる．効果の方向性を考慮すると，「おそらく GC＋IVCY を支持する」と考えられる．

⑤　推奨のグレーディング

正味の利益とコストや資源のバランスは，おそらく GC＋IVCY を支持すると考えられる．エビデンスの確実性は「非常に低」のため，「提案」（弱い推奨）とした．

❹　関連する他の診療ガイドライン等の記載

欧州の recommendation[1]では，重症でない EGPA 症例に対して GC 単独による寛解導入治療が効果不十分だった場合の追加治療については言及されていない．

❺　今後の研究の可能性

今後はメポリズマブなどの生物学的製剤や，MTX や MMF など他の免疫抑制薬の有用性についても検討が必要かもしれない．また患者インタビューで意見のあった患者の経済的なアウトカムについても今後評価が必要である．

❻　採用論文リスト

Ribi C, et al. Arthritis Rheum 2008；58：586-594.

❼　エビデンスプロファイル，Evidence to Decision テーブル

推奨作成関連資料②参照．

❽　参考文献

1）Groh M, et al. Eur J Intern Med 2015；26：545-553.

▶ 推奨作成関連資料一覧（推奨作成関連資料②に掲載）
資料 1-5 CQ1-2 文献検索式と文献選択
資料 1-6 CQ1-2 リスク・バイアステーブル
資料 1-7 CQ1-2 エビデンスプロファイル
資料 1-8 CQ1-2 Evidence to Decision テーブル

CQ 1-3	既存治療に抵抗性の好酸球性多発血管炎性肉芽腫症の寛解導入治療では，メポリズマブの追加併用は有用か？		
	推奨	推奨の強さ	エビデンスの確実性
③	グルココルチコイド単独あるいはグルココルチコイドに免疫抑制薬を併用しても，寛解とならなかったか，寛解後に再発した治療抵抗性の好酸球性多発血管炎性肉芽腫症の寛解導入治療では，メポリズマブを併用することを推奨する．	強い	中

1 背景

　EGPA は，末梢血好酸球増多とともに全身諸臓器に好酸球性炎症および血管炎症状を引き起こす疾患であり，好酸球増多に関係するサイトカインの 1 つとして IL-5 は重要な存在である．IL-5 は，自然免疫と獲得免疫の両方を制御するサイトカインとして，自然免疫活性化による好酸球の活性化や Th2 細胞主導の獲得免疫誘導に関与しており，好酸球性炎症において重要な役割を果たしている．メポリズマブは，ヒト化抗 IL-5 モノクローナル抗体製剤であり，好酸球表面に発現する IL-5 受容体 α 鎖への IL-5 結合を阻止することにより，IL-5 のシグナル伝達を阻害し，好酸球の増殖，分化，浸潤，活性化および生存を抑制し，喀痰中および血中好酸球数を減少させる効果が示されている．強い好酸球性炎症を伴う EGPA の寛解導入療法として，既存治療である GC および免疫抑制薬併用で再燃あるいは寛解とはならなかった場合に，メポリズマブを追加併用することが寛解達成および寛解維持に有効か否かを検討することは重要である．

2 解説（エビデンスの要約）

　今回のシステマティックレビューの結果，最終的に 1 論文を採択・検討した．

　欧米を中心とした世界 9 か国・31 施設（日本 2 施設含む）で，GC および免疫抑制薬併用で再燃あるいは寛解とはならなかった場合にメポリズマブ（300 mg/4 週）またはプラセボを追加併用した RCT の結果が報告されている．ただし，RCT における対象者は，①過去 2 年以内にプレドニゾロン（PSL）7.5 mg/日以上投与下で再発既往があり免疫抑制治療を強化された，②バーミンガム血管炎活性スコア（BVAS）＝0 かつ PSL 7.5 mg/日以下を達成していない，③試験開始前 6 か月以内の GC 減量中に PSL 7.5 mg/日以上で EGPA が悪化した患者で，4 週以上にわたり PSL（投与量中央値 11〜12

mg/日）の安定用量で定期使用していた患者である．ただし，登録前 3 か月以内に生命あるいは臓器障害の可能性がある重症例は登録から除外されている．

　望ましい効果については，「重大」なアウトカムである寛解達成はメポリズマブ群 32.4%，プラセボ群 2.9%（$p<0.001$）であり，メポリズマブ群は 1,000 人当たり 294 人（55〜1,000）多かった．寛解維持はメポリズマブ群 27.9%，プラセボ群 2.9%（$p<0.001$）であり，メポリズマブ群は 1,000 人当たり 250 人（38〜1,000）多かった．一方，望ましくない効果については，「重大」なアウトカムである治療に関連した死亡はメポリズマブ群，プラセボ群どちらも 0%，死亡以外の重篤な有害事象はメポリズマブ群 4.4%，プラセボ群 4.4% と同等であった．以上より，既存治療に抵抗性の EGPA の寛解導入治療では，メポリズマブの追加併用は有用であると考えられた．ただし，寛解の定義に用いられた BVAS と PSL 投与量のうち，BVAS 変化量には両群間で差はなく，寛解達成，寛解維持効果の多くは PSL 減量効果を反映したものと考えられた．

3 ワーキンググループ会議

① アウトカム全般に関するエビデンスの確実性はどうか？

　「不精確さ」で 1〜2 段階グレードダウンされ，各アウトカムにおけるエビデンスの確実性は「中」〜「低」となった．望ましい効果および望ましくない効果のいずれも介入群が優れており，「中」を採用した．

② 利益と害のバランスはどうか？

　望ましい効果はすべて介入群で優れており，望ましくない効果に差を認めなかったことから「介入を支持」した．

③　患者の価値観や意向はどうか？

　アウトカムの重要性に関する価値観や意向においては，「重要な不確実性またはばらつきはおそらくなし」と判断した．

④　正味の利益とコストや資源のバランスはどうか？

　同定された研究エビデンスはない．メポリズマブの薬剤費は非常に高額であるが，医療助成を受けることができれば，自己負担は少なくなる．利益と害のバランスの観点では，メポリズマブは優れている．

⑤　推奨のグレーディング

　エビデンスの確実性は「中」，効果のバランス「介入を支持する」，アウトカムに関する価値観や意向で「ばらつきはおそらくない」との評価から，GC を含む免疫抑制治療で再燃した，あるいは寛解とはならなかった EGPA に対し，メポリズマブを追加併用することを「推奨する」(強い推奨)とした．

4 関連する他の診療ガイドライン等の記載

　特になし．

5 今後の研究の可能性

　EGPA における初発あるいは再発時の疾患活動性の改善を目的とした使用法，重症な EGPA に対する使用法に関してはまだエビデンスがない．また重症難治性気管支喘息では月 1 回メポリズマブ 100 mg/回の投与での有効性が示されているが，EGPA においては，月 1 回メポリズマブ 100 mg/回の投与での有効性は評価されておらず，今後の検討課題である．

6 採用論文リスト

Wechsler ME, et al. N Engl J Med 2017；376：1921-1932.

7 エビデンスプロファイル，Evidence to Decision テーブル

　推奨作成関連資料②参照．

▶ 推奨作成関連資料一覧(推奨作成関連資料②に掲載)
資料 1-9 CQ1-3 文献検索式と文献選択
資料 1-10 CQ1-3 リスク・バイアステーブル
資料 1-11 CQ1-3 エビデンスプロファイル
資料 1-12 CQ1-3 Evidence to Decision テーブル

4. CQ2 の推奨と解説

CQ 2	好酸球性多発血管炎性肉芽腫症の寛解維持治療では，どのようなレジメンが有用か？		
	推奨	推奨の強さ	エビデンスの確実性
①	好酸球性多発血管炎性肉芽腫症の寛解維持治療では，グルココルチコイド＋経口シクロホスファミドよりも，グルココルチコイド＋メトトレキサート*1を提案する．	弱い	非常に低

＊1：保険適用外．使用上の注意(p ii，p3)参照．

1 背景

EGPA の患者では寛解導入後に再発する症例もみられ，安全かつ有効な寛解維持治療が必要である．したがって，そのようなエビデンスが求められているが，維持療法について RCT などエビデンスレベルの高い研究は非常に少ない．ANCA 関連血管炎では寛解維持治療について検討され，AZA，MTX，MMF，リツキシマブ(RTX)などが検討されてきた．しかし，その多くは MPA と多発血管炎性肉芽腫症(GPA)で評価されたもので，EGPA については含まれないものが多い．MTX は免疫抑制薬として広く自己免疫疾患に使用されているが，EGPA の寛解維持治療薬として利用できる可能性がある．

2 解説(エビデンスの要約)

今回のシステマティックレビューの結果，最終的に 1 論文を採択・検討した．

1990 年 ACR 分類および/もしくは 1994 年チャペルヒルコンセンサス会議(CHCC)分類を満たす GPA もしくは EGPA，MPA は 1994 年 CHCC 分類を満たす症例，EGPA は 1996 FFS が 1 以上か末梢神経病変を有する症例に対して，mPSL 500 mg 点滴静注を 3 回施行し，その後 GC＋POCY で寛解導入治療され寛解(BVAS＝0 を達成し 9 か月間まで経過)した症例を組み入れ基準とし，GC＋MTX(38 例)および GC＋POCY(33 例)に無作為に割付けた RCT である．12 か月の MTX または POCY による寛解維持治療が行われ，主要評価項目は 12 か月時点での再燃割合であった．

「重大」なアウトカムにおける GC＋MTX の GC＋CY に対する効果推定値は，望ましい効果について，12 か月の無再発・無死生存率〔1,000 人当たり 18 人増加(−165〜201)〕，24 か月の無再発・無死生存率〔1,000 人当たり 63 人減少(−379〜252)〕であった．一方，望ましくない効果については，MPA および GPA を含む検討で，死亡〔1,000 人当たり 34 人減少(−130〜62)〕，重篤有害事象〔1,000 人当たり 10 人増加(−44〜165)〕，12 か月の再発率〔1,000 人当たり 18 人減少(−201〜164)〕，24 か月の再発率〔1,000 人当たり 54 人減少(−346〜237)〕であった．

「重要」なアウトカムにおける GC＋MTX の GC＋CY に対する効果推定値は，MPA および GPA を含む検討で，軽度・中等度有害事象〔1,000 人当たり 67 人減少(−219〜85)〕であった．

3 ワーキンググループ会議

① アウトカム全般に関するエビデンスの確実性はどうか？

「バイアスのリスク」，「不精確さ」でダウングレードされ，各アウトカムにおけるエビデンスの確実性は「低」〜「非常に低」となった．「重大」なアウトカムである無再発・無死生存率，再発率，死亡，重篤有害事象における GC＋MTX の効果をみると患者にとって同じ方向ではなかったため，エビデンスの確実性は「非常に低」と判断した．

② 利益と害のバランスはどうか？

アウトカムの相対的価値を加味した場合，望ましい効果についてばらつきは多いものの GC＋MTX のほうが GC＋POCY より効果のバランスは優れていた．また，望ましくない効果については POCY の長期累積使用による膀胱癌発症のリスクもあることから，結果として「GC＋MTX を支持する」結論に至った．

③ 患者の価値観や意向はどうか？

「重大」なアウトカムについては，患者の価値観や意向に違いはないと考えられたため，「重要な不確実性

またはばらつきはおそらくなし」とした.

　一方,医療消費者の立場で薬剤の利用しやすさを考慮した場合,MTX,POCY ともに内服による治療でありともに比較的安価であること,外来通院可能であること,有害事象がみられた際の対応も同様であることから,どちらの薬剤にも優位性はなく,どちらも選択可能であろうと考えられた.

④　正味の利益とコストや資源のバランスはどうか？

　費用対効果について利用可能な研究エビデンスはない.正味の利益は「GC + MTX を支持する」が,MTX については現時点では保険適用外であり,医療者が使用に慣れているかどうかの点で医療上の公平性に影響する.また薬剤費自体は高額ではないが医療費助成の有無により患者自己負担額に差がでる可能性がある.

⑤　推奨のグレーディング

　POCY の毒性を加味した効果のバランスからは MTX 併用が支持される.ただし EGPA に対して MTX は保険承認されていない.エビデンスの確実性は「非常に低」のため,「提案」(弱い推奨)とした.

4　関連する他の診療ガイドライン等の記載

　欧州の recommendation[1]では,維持療法に使用する具体的な免疫抑制薬として AZA と MTX があげられている.GC + AZA による寛解維持治療については,RCT はなく,EGPA の再燃について調べた後ろ向き研究で,再燃率が低い要因(lower relapse risk)として AZA による維持療法が抽出された[2].また,国内外でも日常診療で一般に AZA が併用されており[3,4],EGPA の寛解維持治療として AZA 併用も選択肢となりうる.

5　今後の研究の可能性

　本システマティックレビューで採用された論文の症例組み入れ基準に合致しない EGPA 症例,また寛解導入治療についても GC 単独や GC + POCY 以外で寛解導入した場合の寛解維持治療の有効性と安全性については検討を要する.GC 単独で治療された症例については,GC 減量速度の違いや GC 維持量の違いによる長期の治療成績や GC 関連有害事象などが問題となることから,今後の検討課題とした.

6　採用論文リスト

Maritati F, et al. Plos One 2017；12：e0185880.

7　エビデンスプロファイル,Evidence to Decision テーブル

推奨作成関連資料②参照.

8　参考文献

1) Groh M, et al. Eur J Intern Med 2015；26：545-553.
2) Saku A, et al. J Rheumatol 2018；45：1159-1166.
3) Durel CA, et al. Arthritis Care Res 2016；68：374-387.
4) Tsurikisawa N, et al. J Rheuamtol 2017；44：1206-1215.

▶ 推奨作成関連資料一覧(推奨作成関連資料②に掲載)
資料 2-1 CQ2 文献検索式と文献選択
資料 2-2 CQ2 リスク・バイアステーブル
資料 2-3 CQ2 エビデンスプロファイル
資料 2-4 CQ2 Evidence to Decision テーブル

5. CQ3 の推奨と解説

CQ 3	末梢神経障害の残存する好酸球性多発血管炎性肉芽腫症の治療では，免疫グロブリン大量静注療法の併用は有用か？		
	推奨	**推奨の強さ**	**エビデンスの確実性**
①	グルココルチコイド単独あるいはグルココルチコイド＋免疫抑制薬治療でも末梢神経障害が残存する好酸球性多発血管炎性肉芽腫症では，免疫グロブリン大量静注療法の併用を提案する．	弱い	低

1 背景

EGPA では末梢神経障害をきたすことが多く生命にかかわることは少ないが QOL に影響を及ぼす．標準的治療により寛解に至った症例で末梢神経障害が残存する例があり，それに対する IVIG の効果を明らかにすることは重要である．

2 解説（エビデンスの要約）

システマティックレビューの結果，1 件の RCT を採用した．

対象は 4 週以上の GC 投与で寛解に至っているものの，MMT で 1 か所以上 3 以下の部位があり，MMT の合計が 130 以下の 23 症例．無作為で IVIG 1 回またはプラセボ 2 回のいずれかを 2 週ごとに投与したケースクロスオーバー試験である．

「重大」なアウトカムである MMT 変化量について，IVIG 群では 8.13（±9.49），プラセボ群では 3.13（±3.52）の改善が，筋力低下改善部位数について，IVIG 群では 4.0（±5.3），プラセボ群では 0.5（±1.6）の改善が，VAS 変化量については，IVIG 群では 5.00（±8.52），プラセボ群では 5.13（±7.44）の改善が，修正 Barthel 指数については，IVIG 群では 2.4（±4.3），プラセボ群では 1.9（±5.7）の改善がみられた．望ましくない効果としての IVIG に関連した重篤な有害事象はみられなかった．

3 ワーキンググループ会議

① アウトカム全般に関するエビデンスの確実性はどうか？

今回採用したアウトカムである，MMT 変化量，筋力改善部位数，VAS 変化量，修正 Barthel 指数のいずれにおいても介入群が優れていたが，対象が寛解に至り筋力低下が残存している症例に限定されていることから「非直接性」が懸念されること，またサンプルサイズが少ないため「不精確さ」の点が懸念されることから 1 段階ダウングレードされ，エビデンスの確実性は「低」とした．

② 利益と害のバランスはどうか？

望ましい効果が中等度に大きい点，および望ましくない効果がわずかである点を考慮し，「おそらく介入を支持する」とした．

③ 患者の価値観や意向はどうか？

「ANCA 関連血管炎の診療ガイドライン 2017」の作成時に行った患者アンケート調査では，「診断・治療介入までに時間を要し，神経症状が残り，現在も苦労している」との意見が複数寄せられた．アウトカムを重視するかについて，「重要な不確実性またはばらつきはおそらくなし」と考えられた．

④ 正味の利益とコストや資源のバランスはどうか？

これまでに報告された研究はないため「わからない」とした．しかし，利益と害のバランスは「おそらく介入を支持する」こと，条件は限られるが，保険適用であり，実行可能である．

⑤ 推奨のグレーディング

利益と害のバランスは「おそらく介入を支持する」．対象が寛解に至り筋力低下が残存している症例に限定されていることから「非直接性」が懸念されること，またサンプルサイズが少ないため「不精確さ」の点が懸念されることから，エビデンスの確実性は「低」となったこととあわせ，「提案」（弱い推奨）とした．

4 関連する他の診療ガイドライン等の記載

欧州呼吸器学会と Foundation for the Development of Internal Medicine in Europe から合同で提案された推奨[1]では，IVIG は従来の GC および免疫抑制薬に抵抗性の再燃例に対するセカンドラインとして，または妊娠中の症例に対しての使用を考慮する，とされている．

5 今後の研究の可能性

心機能障害が残存した症例，GC＋免疫抑制薬による治療が無効な症例などに対する IVIG 併用の有効性を確かめる研究が望まれる．また患者インタビューで意見のあった，しびれ(感覚神経障害)に関するエビデンスが不足していることから，今後検討が必要である．

6 採用論文リスト

Koike H, et al. J Neurol 2015；262：752-759.

7 エビデンスプロファイル，Evidence to Decision テーブル

推奨作成関連資料②参照.

8 参考文献

1) Groh M, et al. Eur J Intern Med 2015；26：545-553.

▶ 推奨作成関連資料一覧(推奨作成関連資料②に掲載)

資料 3-1 CQ3 文献検索式と文献選択
資料 3-2 CQ3 リスク・バイアステーブル
資料 3-3 CQ3 エビデンスプロファイル
資料 3-4 CQ3 Evidence to Decision テーブル

6. 医療消費者への
　　インタビュー結果

　CQ について，「重症」の意味がわかりにくいこと，「重症の EGPA」の治療に関する CQ がないことについて指摘があった．「重症」の内容については注釈を用いて説明すること，重症の EGPA に対する治療は作成手法の点で CQ とはできなかったが推奨文とは別の形で紹介することとした〔「治療の手引きのクイックリファレンス」の「好酸球性多発血管炎性肉芽腫症の治療レジメンの選択」（pxii）参照〕．

　アウトカムについて，あげられたアウトカムに対しては同意が得られた．このほか，しびれに関するアウトカム，患者の経済的なアウトカムがあるとよいなどの意見があった．今後の研究課題としてあげることと

した．

　推奨文の記載方法に関して，『「A よりも B を提案」という言い方よりも，「B を提案」としたほうが読みやすい』，『GC よりもステロイドのほうがわかりやすい』とのことであった．推奨文の提示方法および用語なので，可能な範囲で変更を検討することとした．

　さらに，『推奨の強さ・エビデンスの確実性の表現で「弱い」「低い」とあるが，これらの言葉はマイナスのイメージである．患者は「弱い」「低い」治療でも治ることを期待して行わなければならない，用語とはいえ，何とかならないでしょうか』との意見があった．診療ガイドラインの作成方法に関する内容のため本治療の手引きへの反映はできないが，大切な意見であり，今後の検討課題とすることとした．

結節性多発動脈炎（PAN）

1. 重要臨床課題・アウトカムとクリニカルクエスチョン

重要臨床課題は，結節性多発動脈炎（PAN）の治療（寛解導入治療/寛解維持治療）を取り上げた．

採用されたアウトカムと重要性：すべてのクリニカルクエスチョン（CQ）に共通で以下のとおりとした．

アウトカム	相対的重要性
死亡	重大である
寛解	重大である
主要症状の改善	重要ではあるが重大でない
重篤・重症合併症	重大である
重篤・重症感染症	重大である
再燃	重要ではあるが重大でない

CQの選択に際しては，以下の内容を考慮した．PANは原因不明の中型動脈の全身性血管炎であり，主要な症状として神経所見，皮膚病変（壊疽など），様々な臓器病変がある．治療の手引きを作成するにあたり，B型肝炎による二次性PAN，近年同定されたPAN類似の症状を呈するアデノシンデアミナーゼ2（ADA2）欠損については，治療法が異なることより対象から除外することとなった（B型肝炎に伴う場合は血漿交換，ADA2欠損ではTNF阻害薬の有効性が報告されている）．一方，患者ごとに重症度や表現型が異なり，皮膚に限局する場合も少なくない．このような皮膚動脈炎（皮膚型PAN）については，全身型と異なり，個々の症例によって治療法が一律ではないため，独立したCQを設けることとした．

全身型PANの治療に関しては，当初はサブCQとして，治療法ごと，すなわち，グルココルチコイド（GC），シクロホスファミド（CY），CY以外の免疫抑制薬，血漿交換，γグロブリン，生物学的製剤の有用性を問う設問を想定していたが，エビデンスは少なく，第Ⅲ章1. で記載されたシステマティックレビューでの論文採用基準が満たされた内容を取り上げることとした．最終的に，以下のCQに決定した．

なお，検索期間20年では基準を満たす論文がない場合，それ以前の期間も対象とした．また，寛解維持治療については基準を満たす論文がないことからCQとしては採用はできなかった．

CQ1：結節性多発動脈炎に対して有用な治療はあるか？

 CQ1-1：重症の結節性多発動脈炎に対する寛解導入治療では，グルココルチコイド＋シクロホスファミドの併用はグルココルチコイド単独よりも有用か？

 CQ1-2：重症でない結節性多発動脈炎の寛解導入治療では，免疫抑制薬の併用は必要か？

 CQ1-3：重症でない結節性多発動脈炎に対してグルココルチコイドが奏効しない場合，どの免疫抑制薬の併用が有用か？

CQ2：皮膚動脈炎（皮膚型結節性多発動脈炎）に対して有用な治療法はあるか？

2. CQ1 の推奨のまとめ

CQ 1	結節性多発動脈炎に対して有用な治療はあるか？		
	推奨	推奨の強さ	エビデンスの確実性
①	重症*1の結節性多発動脈炎に対する寛解導入治療では，グルココルチコイド単独よりも，グルココルチコイド＋静注シクロホスファミドパルスまたは経口シクロホスファミドを提案する．	弱い	非常に低
②	重症でない*2結節性多発動脈炎の寛解導入治療では，グルココルチコイド＋アザチオプリンよりもグルココルチコイド単独を提案する．	弱い	非常に低
③	重症でない*2結節性多発動脈炎に対してグルココルチコイド単独による寛解導入治療が効果不十分の場合，静注シクロホスファミドパルスまたはアザチオプリン*3をグルココルチコイドに追加併用することを提案する．	弱い	非常に低

＊1：重症とは，1996 FFS≧1，すなわち血清クレアチニン濃度＞1.58 mg/dL，1 日尿蛋白量＞1 g，重症の消化管病変（出血，穿孔，梗塞，膵炎），心筋病変，中枢神経病変，のうち 1 つ以上を満たす症例を指す．ただし，1996 FFS は 5 年生存率に関連する因子であるため，1996 FFS＝0 であっても重症と判断されうる臓器病変もあることが想定される．

＊2：重症でないとは，1996 FFS＝0，すなわち血清クレアチニン濃度＞1.58 mg/dL，1 日尿蛋白量＞1 g，重症の消化管病変（出血，穿孔，梗塞，膵炎），心筋病変，中枢神経病変，のいずれも満たさない症例を指す．ただし，1996 FFS は 5 年生存率に関連する因子であるため，1996 FFS＝0 であっても重症と判断されうる臓器病変もあることが想定される．

＊3：アザチオプリンの開始前に NUDT15 遺伝子多型検査を行い，本剤の適応を判断すること．

3．CQ1 の推奨と解説

CQ 1-1	重症の結節性多発動脈炎に対する寛解導入治療では，グルココルチコイド＋シクロホスファミドの併用はグルココルチコイド単独よりも有用か？

	推奨	推奨の強さ	エビデンスの確実性
①	重症*1の結節性多発動脈炎に対する寛解導入治療では，グルココルチコイド単独よりも，グルココルチコイド＋静注シクロホスファミドパルスまたは経口シクロホスファミドを提案する．	弱い	非常に低

*1：重症とは，1996 FFS≧1，すなわち血清クレアチニン濃度＞1.58 mg/dL，1 日尿蛋白量＞1 g，重症の消化管病変（出血，穿孔，梗塞，膵炎），心筋病変，中枢神経病変，のうち 1 つ以上を満たす症例を指す．ただし，1996 FFS は 5 年生存率に関連する因子であるため，1996 FFS＝0 であっても重症と判断されうる臓器病変もあることが想定される．

1 背景

　重症な PAN における寛解導入治療で，GC 単独とするか，ANCA 関連血管炎（AAV）と同様に CY を併用するか，重要な問題である．

2 解説（エビデンスの要約）

　今回のシステマティックレビューの結果，最終的にランダム化比較試験（RCT）1 論文を採択・検討した．ただし，得られた研究は，GC＋CY vs GC ではなく，Guillevin らのグループによって行われた GC＋血漿交換（PE）＋経口シクロホスファミド（POCY）vs GC＋PE であった．対象は皮膚あるいは臓器限局型を除く全身性の PAN と好酸球性多発血管炎性肉芽腫症（EGPA）であり，喘息症状を伴う症例が 34％ 含まれていた．治療は POCY を 2 mg/kg/日で 1 年間，加えて寛解導入期の GC をプレドニゾン 1 mg/kg/日相当で 8 週間継続するプロトコルになっており，POCY と GC 初期量の期間が長い点で，現在の使用法とは異なっていると思われる．
　「重大」なアウトカムにおける GC＋PE＋POCY の GC＋PE に対する効果推定値は，望ましい効果について，死亡（1 年間）〔1,000 人当たり 66 人減少（－200～67）〕，寛解（6 か月）〔1,000 人当たり 133 人増加（－67～333）〕，症状改善（6 か月）〔1,000 人当たり 116 人増加（－61～394）〕であった．一方，望ましくない効果は，重篤合併症（血管炎以外の要因による死亡．感染症による死亡も含む）〔1,000 人当たり 18 人減少（－203～168）〕，重篤感染症（感染症による死亡）〔1,000 人当たり 14 人減少（－133～104）〕であった．
　「重要」なアウトカムである，再燃（新たな症状出現

または病状悪化．症状改善・寛解とは無関係）についても，GC＋PE＋POCY の GC＋PE に対する効果推定値は，1,000 人当たり 291 人減少（－474～－107），であり，介入のほうが再燃が少なかった．

3 ワーキンググループ会議

① アウトカム全般に関するエビデンスの確実性はどうか？
　「バイアスのリスク」（RCT ではあるが非盲検である点など），「非直接性」（EGPA が含まれる点，PE が併用されている点），「不精確さ」（イベント・サンプル数が少ない点，信頼区間が臨床決断閾値をまたぐ点）においてグレードダウンされ，エビデンスプロファイルで記載されたアウトカムにおけるエビデンスの確実性は，いずれも「非常に低」であった．効果の全体的なエビデンスの確実性は「非常に低」となった．

② 利益と害のバランスはどうか？
　効果推定値のばらつきが多いが，「重大」なアウトカムについて検討すると，望ましいアウトカムは介入で増加，望ましくないアウトカムは介入・コントロールでほぼ同等であった．総合的には GC＋PE＋POCY（介入）のほうが GC＋PE（コントロール）よりも効果のバランスが優れる方向であり，「おそらく介入を支持する」と判断した．なお，後述するが，POCY を静注シクロホスファミドパルス（IVCY）とすることで，介入群の望ましくないアウトカムを減少できる可能性がある．

③ 患者の価値観や意向はどうか？
　主要なアウトカムをどの程度重視するかについてリ

サーチエビデンスはない．しかし，短期・長期の生命予後，寛解率や重篤合併症，再燃率は治療担当医，患者のいずれにとっても重要である．すなわち「重要な不確実性やばらつきはなし」と見積もられる．医療消費者へのインタビューでは，あげられたアウトカムとその重要性について，賛同が得られた．このほか，今後の課題として社会生活の維持，（医療費ではなく社会生活を営むための）経済力が，検討すべきアウトカムとしてあげられた．

④ 正味の利益とコストや資源のバランスはどうか？

CY はわが国で全身性血管炎の保険適用を有しており，価格も安価（注射用エンドキサン 500 mg：1,277 円 2019 年 3 月時点）である．少なくともわが国の医療資源に大きな負担とはならない．ただ，外来化学療法室での投与も可能であるが入院投与を行う場合もあるので，資源利用は一律ではない．

⑤ 推奨のグレーディング

利益と害のバランス，費用対効果の観点からは，「おそらく介入が支持される」．効果の全体的なエビデンスの確実性は「非常に低」であることから，推奨の強さは「提案」（弱い推奨），エビデンスの確実性は「非常に低」となった．

なお，わが国では，長期的な副作用の観点から，CY を使用する際には IVCY が用いられることも多い．「ANCA 関連血管炎の診療ガイドライン 2017」[1]においても，顕微鏡的多発血管炎（MPA），多発血管炎性肉芽腫症（GPA）の寛解導入治療では IVCY が POCY よりも優先されている．フランスでは 1996 FFS が 1 以上の重症 PAN（+MPA）について GC＋IVCY 6 コースと GC＋IVCY 12 コースの比較研究[2]があり 3 年間の観察期間中に後者のほうがより再燃が少なかったことを報告した．AAV 同様，PAN においても GC＋IVCY が行われていることがわかる．これらを考慮し，推奨文では IVCY についても含めることとした．

また，CY を併用する PAN の臓器症状に関して，採用論文では全身性の PAN であり，前述の IVCY を検討した論文では重症 PAN であった．CQ1-2 では重症でない PAN の寛解導入治療で GC＋アザチオプリン（AZA）よりも GC を提案した．重症のめやすとして 1996 FFS を用いたが，たとえば末梢神経障害などのように 1996 FFS＝0 であっても重症と判断されうる臓器病変については，GC＋CY を用いることが想定される．

4 関連する他の診療ガイドライン等の記載

欧州リウマチ学会（EULAR）の小型・中型血管炎治療推奨[3]では，全身性の中型・小型血管炎の寛解導入に際して，経口あるいは静脈投与による CY を GC と併用することが推奨されている．

米国リウマチ学会 2019 で発表された PAN ガイドラインのドラフトでは，エビデンスに乏しいとしながらも「新たに診断された活動性のある重症の PAN 患者において，高用量 GC 単独よりも CY＋GC 併用を推奨する」としており，本推奨と矛盾はない．ドラフトではさらに，静注高用量 GC で治療を開始すること，GC の併用療法としてリツキシマブ（RTX）よりも CY を推奨すると述べている．

5 今後の研究の可能性

PAN は古くから記載された全身性壊死性血管炎であるが，様々な用語の変遷を経て，現在は比較的まれな中型血管炎に分類されている．特に ANCA 関連血管炎において RTX などの生物学的製剤の有用性が明らかになりつつあり，PAN においての新規分子標的薬剤の効果は今後の評価が待たれる．

6 採用論文リスト

Guillevin L, et al. J Rheumatol 1991；18：567-574.

7 エビデンスプロファイル，Evidence to Decision テーブル

推奨作成関連資料③参照．

8 参考文献

1）厚生労働科学研究費補助金難治性疾患等政策研究事業（難治性疾患政策研究事業）難治性血管炎に関する調査研究班，有村義宏，他（編）ANCA 関連血管炎の診療ガイドライン 2017．診断と治療社 2017．
2）Guillevin L, et al. Arthritis Rheum 2003；49：93-100.
3）Mukhtyar C, et al. Ann Rheum Dis 2009；68：310-317.

▶ 推奨作成関連資料一覧（推奨作成関連資料③に掲載）
資料 1-1 CQ1-1 文献検索式と文献選択
資料 1-2 CQ1-1 リスク・バイアステーブル
資料 1-3 CQ1-1 エビデンスプロファイル

資料 1-4 CQ1-1 Evidence to Decision テーブル

CQ 1-2	重症でない結節性多発動脈炎の寛解導入治療では，免疫抑制薬の併用は必要か？		
	推奨	推奨の強さ	エビデンスの確実性
②	重症でない*²結節性多発動脈炎の寛解導入治療では，グルココルチコイド＋アザチオプリンよりもグルココルチコイド単独を提案する．	弱い	非常に低

*2：重症でないとは，1996 FFS＝0，すなわち血清クレアチニン濃度＞1.58 mg/dL，1 日尿蛋白量＞1 g，重症の消化管病変（出血，穿孔，梗塞，膵炎），心筋病変，中枢神経病変，のいずれも満たさない症例を指す．ただし，1996 FFS は 5 年生存率に関連する因子であるため，1996 FFS＝0 であっても重症と判断されうる臓器病変もあることが想定される．

1 背景

重症ではない PAN の寛解導入療法として，GC に免疫抑制薬を追加併用すべきかどうかを明らかにすることは実臨床上重要と考えられる．

2 解説（エビデンスの要約）

採用した論文は RCT の 1 件であった．本研究は，重症ではない（1996 FFS＝0 である）PAN または MPA の 44 例（PAN は 19 例）および EGPA 51 例に対して，無作為に GC＋AZA，または単独で 12 か月間治療が行われ，研究における主要評価項目は，24 か月時点（GC, AZA 中止後 12 か月時点）での非寛解または再燃率であった．採用されたアウトカムである死亡・寛解・再燃については PAN＋MPA の症例，重篤合併症については PAN＋MPA＋EGPA の症例が解析された．

「重大」なアウトカムにおける GC＋AZA の GC 単独に対する効果推定値は，望ましい効果について，死亡（両群ともに発生なし），寛解（一度でも到達）〔1,000 人当たり 122 人増加（−88〜332）〕であった．一方，望ましくない効果は，重篤合併症〔1,000 人当たり 113 人増加（−16〜241）〕であった．

「重要」なアウトカムである，再燃についても，GC＋AZA の GC 単独に対する効果推定値は 1,000 人当たり 0 人（−319〜319）．（GC＋AZA は GC に対する効果なし）．

3 ワーキンググループ会議

① アウトカム全般に関するエビデンスの確実性はどうか？

採用した文献は RCT であるが，死亡・寛解・再燃について PAN＋MPA である点，重篤合併症に関しては PAN＋MPA＋EGPA である点から，「非直接性」で 1〜2 段階ダウングレードされた．また，イベント・サンプル数が少ないこと，臨床決断閾値をまたぐことから，「不精確さ」についても 1〜2 段階ダウングレードされた．「重大」なアウトカムに関するエビデンスの確実性は「低」〜「非常に低」となり，全体では「非常に低」となった．

② 利益と害のバランスはどうか？

GC＋AZA 群と，GC 単独群において，「重大」なアウトカムである死亡の発生はなかった．このほか，GC＋AZA では寛解が多い方向であるが重篤合併症も多い方向であった．しかし，いずれも有意差はなかった．研究の主要評価項目である非寛解または再燃率においても有意差は認めなかった．また，重篤合併症をより重要視した場合は，GC＋AZA のほうが悪い結果となった．点推定値のばらつきは大きいが，GC＋AZA（介入）よりも GC 単独（コントロール）のほうが効果と害のバランスが優れていると考えられた．

③ 患者の価値観や意向はどうか？

主要なアウトカムは死亡，寛解，重篤合併症，再燃であり，「不確実性やばらつきはおそらくなし」と考えられる．また，GC に AZA を加えることの治療効果を認めないことから GC 単独を勧めるものであり，患者の価値観，意向には反しないと考えられる．医療消費者へのインタビューでは，あげられたアウトカムとその重要性について，賛同が得られた．このほか，今後の課題として社会生活の維持，（医療費ではなく社会生活を営むための）経済力が，検討すべきアウトカムとしてあげられた．

④ 正味の利益とコストや資源のバランスはどうか？

　「GC 単独を支持する」ものであり，害を含めても費用対効果には問題ない.

⑤ 推奨のグレーディング

　GC＋AZA により，GC 単独よりも寛解は増加する方向である一方，重篤合併症も増加する. いずれも有意差はないが，GC に AZA を追加する有用性はなく，GC＋AZA は支持されない. エビデンスの確実性は「非常に低」ため，「提案」（弱い推奨）とした.

4 関連する他の診療ガイドライン等の記載

　米国リウマチ学会 2019 で発表された PAN ガイドラインのドラフトでは，「新たに診断された活動性のある重症でない PAN 患者において，GC 単独よりも CY を除く免疫抑制薬と GC 併用を条件付きで推奨する」としている. ただし，年齢やリスク，価値観等も検討し，症例によっては GC 単独も考慮されると述べており，大きく矛盾するものではない.

5 今後の研究の可能性

　PAN は患者数も少なく，PAN 患者のみの研究は少なく，また RCT による質の高い研究も少ないためエビデンスレベルも低い. わが国からのまとまった報告もない. 今後わが国での PAN の寛解導入療法のエビデンスの構築が必要である.

6 採用論文リスト

Puechal X, et al. Arthritis Rheumatol 2017；69：2175-2186.

7 エビデンスプロファイル，Evidence to Decision テーブル

　推奨作成関連資料③参照.

▶ 推奨作成関連資料一覧（推奨作成関連資料③に掲載）
資料 1-5 CQ1-2 文献検索式と文献選択
資料 1-6 CQ1-2 リスク・バイアステーブル
資料 1-7 CQ1-2 エビデンスプロファイル
資料 1-8 CQ1-2 Evidence to Decision テーブル

CQ 1-3	重症でない結節性多発動脈炎に対してグルココルチコイドが奏効しない場合，どの免疫抑制薬の併用が有用か？

	推奨	推奨の強さ	エビデンスの確実性
③	重症でない*²結節性多発動脈炎に対してグルココルチコイド単独による寛解導入治療が効果不十分の場合，静注シクロホスファミドパルスまたはアザチオプリン*³をグルココルチコイドに追加併用することを提案する.	弱い	非常に低

＊2：重症でないとは，1996 FFS＝0，すなわち血清クレアチニン濃度＞1.58 mg/dL，1 日尿蛋白量＞1 g，重症の消化管病変（出血，穿孔，梗塞，膵炎），心筋病変，中枢神経病変，のいずれも満たさない症例を指す. ただし，1996 FFS は 5 年生存率に関連する因子であるため，1996 FFS＝0 であっても重症と判断されうる臓器病変もあることが想定される.
＊3：アザチオプリンの開始前に NUDT15 遺伝子多型検査を行い，本剤の適応を判断すること.

1 背景

　GC 単独での治療に無効，または再燃した重症ではない PAN に対して，GC に免疫抑制薬を追加併用すべきかどうかを明らかにすることは実臨床上重要と考えられる.

2 解説（エビデンスの要約）

　採用した論文は 1 件. GC 単独での治療に無効，または再燃した重症でない PAN または MPA〔39 例（PAN は 13 例）〕に対して，GC に加えて，AZA（6 か月間），または IVCY（6 回）を，無作為割付を行い併用し，62±33（平均±SD）か月の観察にて効果を比較した.
　重大なアウトカムにおける GC＋AZA の GC＋IVCY に対する効果推定値は，望ましい効果では死亡（全観

察期間）〔1,000 人当たり 126 人減少（−463〜31）〕であった．ただし，介入期間よりも観察期間が非常に長いため，介入との因果関係が明らかではない．また，寛解〔1,000 人当たり 16 人増加（−274〜305）〕であった．

一方，望ましくない効果は，入院を要した感染症（全観察期間）〔1,000 人当たり 17 人増加（−396〜429）〕であった．

重要なアウトカムに関して GC＋AZA の GC＋IVCY に対する効果推定値は，再燃〔1,000 人当たり 264 人増加（−97〜624）〕であった．

3　ワーキンググループ会議

① アウトカム全般に関するエビデンスの確実性はどうか？

採用された論文は RCT であるが，「バイアスのリスク」（ランダム化生成法，オープン試験，不完全アウトカムの観点），「非直接性」（PAN 以外に MPA も含まれる），「不精確さ」（イベント・サンプル数が最適情報量の基準を満たさず効果推定値の信頼区間が相当な利益・害の臨床決断閾値をまたぐ）の観点で 1〜2 段階グレードダウンされ，「重大」なアウトカムのエビデンスの確実性はすべて「非常に低」であった．効果の全体的なエビデンスの確実性は「非常に低」とした．

② 利益と害のバランスはどうか？

「重大」なアウトカムである死亡，寛解，入院を必要とした感染症について，GC＋AZA 群と GC＋IVCY 群において効果の方向性は「様々」であり，有意差も認めなかった．このため，GC＋AZA と GC＋IVCY では利益と害のバランスは「様々である」と考えた．一方，GC 単独の治療が無効または再燃した患者に，AZA または IVCY の併用により各々寛解率が 70.0％，68.4％であり，プラセボ対象試験ではないが，AZA または IVCY の併用効果がおそらく認められている．

③ 患者の価値観や意向はどうか？

アウトカムの重要性について，「おそらくばらつきはなし」と思われる．GC 単独の治療が無効または再燃した患者に対し，AZA または IVCY を加えることを推奨するものであり，患者の価値観，意向には反しないと考えられる．医療消費者へのインタビューでは，あげられたアウトカムとその重要性について，賛同が得られた．このほか，今後の課題として社会生活の維持，（医療費ではなく社会生活を営むための）経済力が，検討すべきアウトカムとしてあげられた．

④ 正味の利益とコストや資源のバランスはどうか？

効果のバランスは「様々である」が，GC 単独の治療が無効または再燃した患者に対して AZA または IVCY を加えることを勧めるものであり，AZA，IVCY ともに高額ではないため，費用対効果には問題ない．

⑤ 推奨のグレーディング

GC 単独で治療抵抗性であるため，GC 単独以外での治療が必要である．GC＋AZA と GC＋IVCY の比較において，効果のバランスは「様々である」が，寛解率の観点からは，ともに選択肢となる．一方，効果の大きさ，エビデンスの確実性を考慮し，「提案」（弱い推奨）とした．

4　関連する他の診療ガイドライン等の記載

EULAR の小型・中型血管炎治療推奨[1]では，本 CQ に関する内容の記載はない．一方，ACR2019 で発表された PAN ガイドラインのドラフトでは，「PAN 患者に GC が効果不十分な場合は，GC を増量するよりも，CY の追加を推奨する」としている．根拠となる論文は本 CQ での採用論文と共通しており，本手引きとも矛盾しない．

5　今後の研究の可能性

PAN は患者数も少なく，PAN 患者のみの研究は少なく，また RCT による質の高い研究も少ない．また，わが国からのまとまった報告もない．今後わが国での PAN の GC 単独でのコントロール不良例に対する治療法のエビデンスの構築が必要である．

6　採用論文リスト

Ribi C, et al. Arthritis Rheum 2010；62：1186-1191.

7　エビデンスプロファイル，Evidence to Decision テーブル

推奨作成関連資料③参照．

8　参考文献

1）Mukhtyar C, et al. Ann Rheum Dis 2009；68：310-317.

▶ 推奨作成関連資料一覧(推奨作成関連資料③に掲載)
資料 1-9 CQ1-3 文献検索式と文献選択
資料 1-10 CQ1-3 リスク・バイアステーブル
資料 1-11 CQ1-3 エビデンスプロファイル
資料 1-12 CQ1-3 Evidence to Decision テーブル

4. CQ2 の推奨と解説

CQ 2	皮膚動脈炎(皮膚型結節性多発動脈炎)に対して有用な治療法はあるか?		
	推奨	推奨の強さ	エビデンスの確実性
①	皮膚潰瘍や壊疽など皮膚症状が難治性もしくは重症な皮膚動脈炎(皮膚型結節性多発動脈炎)に対して,経口グルココルチコイドの使用を提案する.	弱い	非常に低[*3]
	効果不十分の場合は,経口グルココルチコイドに免疫抑制薬(シクロホスファミド,アザチオプリン[*1],ミコフェノール酸モフェチル[*2],メトトレキサート[*2]),ジアフェニルスルホン(ダプソン)[*2],リツキシマブ[*2],インフリキシマブ[*2]やワルファリン[*2]の追加を考慮してもよい.		

[*1]:アザチオプリンの開始前に NUDT15 遺伝子多型検査を行い,本剤の適応を判断すること.
[*2]:保険適用外.使用上の注意(p ii, p3)参照.
[*3]:ランダム化比較試験・治療比較研究がないため,エビデンスの確実性は「非常に低」とした.

1 背景

皮膚動脈炎(皮膚型 PAN)は,皮膚に症状が限局するが,痛みやしびれなどの症状が強いこともあり,皮膚潰瘍や壊疽となれば,さらに日常生活を障害することが予想される.したがって,その治療法を検討することは臨床上重要である.

2 解説(エビデンスの要約)

皮膚動脈炎に関する RCT は存在しなかった.6件の論文を採用した.

1) PAN 93 例のコホート研究(UK 47 例・トルコ 46 例の比較.皮膚動脈炎 16 例を含む)

・全体の 95% で経口 GC が使用され,初期量〔プレドニゾロン(PSL)換算〕45〜60 mg/日であった.併用薬は CY 65%,AZA 62%,ミコフェノール酸モフェチル(MMF)58%,生物学的製剤 30%(うち RTX 39%,インフリキシマブ 36%)であった.
・1996 FFS＝0 の症例に限ると 1 年・5 年・10 年生存率 100% であった(観察期間中央値 68 か月).
・1 回以上の再燃例は 49 例(53%),再燃時期の中央値は 12 か月(10〜18 か月)であった.
・皮膚動脈炎の治療反応性や再燃は全身型と差異がないものの,皮膚動脈炎は再燃しやすい傾向との記述(症例数の記載なし).

2) 皮膚動脈炎 3 例の症例集積研究

・54 歳女性.GC,抗血小板薬,シクロスポリン,ジアフェニルスルホン(ダプソン),経口抗菌薬で 6 年間治療も無効であり紫斑,潰瘍などが残存.ワルファリン投与で改善した.
・21 歳女性.皮膚病変(erythematous macules,結節,紫斑)は PSL 10 mg/日で改善したが PSL を継続できず,ワルファリンに変更.皮膚病変はさらに改善した.
・27 歳女性.アスピリン,紫外線療法(UVA),シロスタゾール無効の皮膚病変(網状皮斑).アルガトロバン無効で,ワルファリン投与で改善した.

なお,文献検索結果以外に,総説等では以下の論文がみられた.

3) 皮膚動脈炎 79 例の症例集積研究

・潰瘍形成のない皮膚型 PAN 40 例:GC の全身投与はほとんどの症例で症状改善に有効であった.プレドニゾンと他の薬剤〔AZA,ダプソン,スルファピリジン,アスピリンなどの非ステロイド性抗炎症薬(NSAID),コルヒチン,ペントキシフィリン,ヒドロキシクロロキン〕との併用は一部の患者に有効であった.
・潰瘍を伴う皮膚動脈炎 39 例:PSL 60〜80 mg/日は疼痛・皮下結節・潰瘍に有効であった.しかし PSL 減量で再燃した.

4) 関節炎を伴った皮膚動脈炎 2 例の症例集積研究

・足関節炎を伴う皮膚動脈炎の 50 歳男性．PSL 30 mg/日で開始．コルヒチン・ヒドロキシクロロキン・ダプソン無効．AZA 不耐．最終的には PSL 7.5 mg/日＋POCY 100 mg/日＋インドメサシン 75 mg/日．皮膚病変再燃なし．

・左足関節炎と皮膚潰瘍を伴う皮膚型血管炎の 51 歳男性．ダプソン 50 mg/日は無効で PSL 20 mg/日で劇的に改善した．その後 AZA を追加．後に単神経炎を合併した．薬剤は終了できた．

5) 皮膚動脈炎 4 例の症例集積研究

・4 例中 3 例が成人の皮膚動脈炎．

・3/3 例で 20〜60 mg/日の PSL で治療．1 例がジアフェニルスルホン，1 例が NSAID を併用．いずれも症状が改善し，3 例中 1 例が治療薬なし，2 例は PSL のみ使用．

6) 皮膚型 PAN 2 例の症例集積研究

・54 歳女性．ヒドロキシクロロキン，ダプソンは無効．PSL 1 mg/kg/日には抵抗性．POCY 150 mg/日で軽快したが白血球の減少により中止．PSL 15 mg/日での再燃に伴いメトトレキサート（MTX）15 mg/週で開始．2 か月で紫斑，潰瘍，知覚異常は完全に軽快．PSL は漸減し 2 か月で中止．MTX は総投与量 480 mg で中止したが，寛解を維持．

・30 歳男性．コルヒチン，ダプソン，ヒドロキシクロロキンは無効．PSL 0.5 mg/kg/日で軽快したが 15 mg/日で再燃．最終的には POCY（100 mg/日）と GC（1 mg/kg/日）で 13 か月間寛解．POCY は 39 g で中止．POCY を中止後すぐに，PSL 5 mg/日で再燃したため，PSL 15 mg/日に MTX 15 mg/週を加えた．3 か月後には皮膚症状，知覚障害は消退した．GC は中止し，6 か月後には MTX の量を 2 週間ごとに 7.5 mg/週に減量した．その後再燃したので 15 mg/週に戻した後，再び軽快した．

これまで，GC 使用について多くの総説では記載されているが，効果の大きさを判断する材料は不十分である．以上から，GC は広く一般的に使用されていることが確認されたが，効果の大きさは様々であると考えられる．

3　ワーキンググループ会議

① アウトカム全般に関するエビデンスの確実性はどうか？

RCT および治療比較の可能な観察研究が存在せず，観察研究，ケースシリーズの論文のみであった．前述〔III章 システマティックレビュー，エビデンスの確実性の評価と推奨の作成 2．エビデンスの確実性の評価（p11）を参照〕のとおり，エビデンスの確実性は「非常に低」とした．

② 利益と害のバランスはどうか？

皮膚血管炎においても，重症例では経口 GC は一般的に広く使用されていることが確認された．難治例に対する免疫抑制薬や生物学的製剤等の併用の報告においても，経口 GC は使用されている．経口 GC による副作用は既知であり，ある程度の副作用の合併が予想されるが，「おそらく介入（経口 GC の使用）を支持する」．ただし，効果の大きさは「様々である」．

③ 患者の価値観や意向はどうか？

有効性，安全性に関するアウトカムおよびその重要性については，患者，医療従事者ともに「不確実性やばらつきは少ない」と思われる．患者によって，経口 GC の副作用の懸念から価値観や意向にばらつきがある可能性はある．皮膚に症状が限局しており，患者が治療を望まない可能性はある．

④ 正味の利益とコストや資源のバランスはどうか？

費用対効果に関して同定された研究エビデンスは存在しない．しかし，利益と害のバランスにおいては，経口 GC の使用を「おそらく支持する」と考えられる．ただし，効果の大きさは「様々である」．一方，経口 GC は安価であり，薬剤費の観点では問題は生じにくいと思われる．複数の治療薬の効果を比較できる研究はないこと，有効性および副作用は個々の症例で異なることから，費用対効果は「おそらく介入を支持する」が，程度は「様々である」，と判断した．

⑤ 推奨のグレーディング

皮膚血管炎においても，重症例では経口 GC は一般的に広く使用されていることが確認された．皮膚動脈炎では再燃例も多いこと，また経口 GC の治療反応性も見込まれることから，日常生活に支障をきたし，患者の希望があれば，治療介入することは正当性があると考える．しかし，比較群のない観察研究，ケースシ

リーズのみであり，エビデンスの確実性は「非常に低」であった．また，費用対効果は「おそらく介入を支持する」が程度は「様々」，と考えられる．以上から，推奨の強さは「提案」（弱い推奨），エビデンスの確実性は「非常に低」とした．

4 関連する他の診療ガイドライン等の記載

日本皮膚科学会より「血管炎・血管障害診療ガイドライン 2016 年改訂版」[1] および「創傷・褥瘡・熱傷ガイドライン—4：膠原病・血管炎に伴う皮膚潰瘍診療ガイドライン」[2] が作成されており，皮膚潰瘍の治療の具体的な方法に関して述べられている．これらは，本 CQ の推奨内容と矛盾しない．

5 今後の研究の可能性

皮膚血管炎における多施設共同 RCT：A randomized multicenter study for isolated skin vasculitis（ARAMIS）が，わが国を含む多施設，国際共同試験として企画，開始されており，質の高いエビデンスの構築が期待されている．

6 採用論文リスト

Karadag O, et al. Rheumatology Int 2018；38：1833-1840.

Kawakami T, et al. J Am Acad Dermatol 2010；63：602-606.

Daoud MS, et al. Br J Dermatol 1997；136：706-713.

Flanagan N et al. Rheumatology（Oxford）1999；38：1161-1162.

Bauzá A, et al. Br J Dermatol 2002；146：694-699.

Schartz NE, et al. Dermatology 2001；203：336-338.

7 Evidence to Decision テーブル

推奨作成関連資料③参照．

8 参考文献

1）古川福実，他．日皮会誌 2017；127：299-415.
2）藤本　学，他．日皮会誌 2017；127：2033-2075.

▶ 推奨作成関連資料一覧（推奨作成関連資料③に掲載）
資料 2-1 CQ2 文献検索式と文献選択
資料 2-2 CQ2 Evidence to Decision テーブル
資料 2-3 CQ2 アブストラクトテーブル

5. 医療消費者への
　　インタビュー結果

　まず，治療の手引きの発行により同じような治療が行われるようになるとよい，との意見をいただいた.

　次に，CQ については，ワーキンググループと同じ意見であった．アウトカムに関して，あげられたアウトカムの種類と重要性について，賛同いただいた．このほか，本人あるいは家族が病気になったことにより経済的な問題を抱えるケース（通院できず悪化することもある）があり，社会生活の維持，（医療費ではなく）

患者の経済力もアウトカム候補としてあげられた.

　推奨文に関して，CY では記載されている投与経路が GC では記載されていない点を指摘いただいたが，医師が理解できるのであればこのままでよいとのことであった．また，CY については，妊孕性に配慮した記載について指摘いただいた.

　今回の CQ で取り入れられなかった内容として，GC 大量静注療法（ステロイドパルス）の併用条件，早期診断，確定診断が得られない場合の対応について提案された．今後の検討課題とした.

囲み記事：小児の結節性多発動脈炎(PAN)について

　小児の結節性多発動脈炎(PAN)の治療指針は世界的にも明文化されていない．わが国では成人の治療を参考とするが，グルココルチコイド(GC)の副作用は小児に対し極めて重要な問題となるため，積極的に免疫抑制薬やGC大量静注療法を用い，GCの早期減量を目指すことが推奨される[1]．

　治療開始前に，病変が好発する臓器の評価をしっかり行い，重症臓器障害の種類と重症度を考慮して治療方針を決定する．PANと類似した病像を呈するアデノシンデアミナーゼ2(ADA2)欠損症などの遺伝子疾患の鑑別も治療方針が異なるため，忘れてはならない[2]．

　さらに，高血圧下でのGCの使用は，可逆性後頭葉白質脳症による痙攣，高血圧性脳出血などを誘発する危険性があるため，降圧薬を併用し正常血圧を保つように留意する．また，小児では皮膚動脈炎も全身症状が強い症例，特に発熱を伴う皮膚動脈炎では再発が多く，GCの長期継続投与が必要となるため，臓器障害を伴わないPANに準ずる治療が必要である．

＜寛解導入治療＞

　臓器障害を伴うPANではGC大量静注療法(メチルプレドニゾロン30 mg/kg：最大1 g，3日連続)を1～2クール後に静注シクロホスファミドパルス(IVCY)〔シクロホスファミド(CY)500～750 mg/m²/回 最大1 g〕を3～4週間に1回，2～6回投与する．

　GCの後療法はプレドニゾロン(PSL)0.8～1 mg/kg/日(最大30～40 mg/日)内服を開始し，同時にアザチオプリン(AZA)*1～2 mg/kg/日もしくはメトトレキサート(MTX)10 mg/m²/週，ミコフェノール酸モフェチル(MMF)30～40 mg/kg/日(最大1,500～2,000 mg/日)(MTXとMMFは保険適用外)を開始し，GCを減量しIVCYの回数を減らすように心がける．

　臓器障害を伴わないPANまたは発熱のみられる皮膚動脈炎ではPSL 0.5～1 mg/kg/日(最大30～40 mg/日)内服を開始し，症状の改善が得られない場合にはAZA* 1～2 mg/kg/日もしくはMTX 10 mg/m²/週などを併用する．

　皮膚動脈炎に対して治療法は確立していないが，軽症には非ステロイド性抗炎症薬(NSAID)，循環改善薬が推奨される．

＜寛解維持治療＞

　治療開始3～4週間後からPSLを5～10 mg/2～4週の速度で減量し，15 mg/日以後は2～2.5 mg/2～4週の速度で減量し，半年以内に2.5～5 mg/日もしくは中止を目指す．免疫抑制薬は最低2年間以上継続する．

＜対症療法＞

　降圧薬はCa拮抗薬でコントロールできない場合，アンギオテンシンII受容体拮抗薬やACE阻害薬を追加する．その際には両側の腎動脈狭窄がある場合は，レニン・アンジオテンシン系阻害薬は禁忌である．その他，虚血に対する循環改善薬として，抗凝固薬，血栓溶解薬，抗血小板薬，血管拡張薬などを併用する．

＜予後＞

　PANの再発率は25～35%で，死亡率は4～12%であり，頻度は低いが重篤な消化器障害や中枢神経障害の合併がリスク因子である[3]．生命予後は比較的良好であるが，進行すると高血圧や壊死による四肢の切断，腎不全，症候性てんかんなど様々な重篤な後遺症が生じるため，早期治療が重要視される[4]．一方，皮膚動脈炎は，GCの内服なしに寛解に至る軽症例が多いが，GCとIVCYの治療にも抵抗する難渋例も存在する．発症時に発熱などの全身症状を合併する皮膚動脈炎と合併しない皮膚動脈炎とPANとの比較検討では，発症時に発熱を伴う皮膚動脈炎の未寛解率および再発率がPANよりも高いとの報告もある[5]．

*：アザチオプリンの開始前にNUDT15遺伝子多型検査を行い，本剤の適応を判断すること．

(文献)

1) Erden D, et al. Int J Rheum Dis 2017；20：1016-1022.
2) Karadag O, et al. Clin Exp Rheumatol 2018；36(Suppl 111)：S135-S142.
3) Ruperto N, et al. Ann Rheum Dis 2010；69：790-797.
4) Falcini F, et al. Clin Exp Rheumatol2014；32(3 Supple 82)：S134-S137.
5) Merlin E, et al. Joint Bone Spine 2015；82：251-257.

リウマトイド血管炎(RV)

1. 重要臨床課題・アウトカムとクリニカルクエスチョン

　重要臨床課題はリウマトイド血管炎(RV)をいかに治療するか？　とした.

　採用されたアウトカムと重要性：以下を採用した.

死亡	critical
血管炎の寛解	critical
主要症状(下肢潰瘍・感覚障害・皮膚血管炎・関節外病変)の改善	important
重篤・重症感染症(敗血症など)	critical
再燃	critical
下肢潰瘍新規出現	important
好中球減少	important

　クリニカルクエスチョン(CQ)の選択に際しては以下の内容を考慮した.

　RV は関節リウマチ(RA)に中・小型血管炎を伴った疾患であり，皮膚病変，眼病変，末梢神経病変等の多彩な臓器病変がみられる. 一方，悪性関節リウマチ(MRA)は「血管炎をはじめとする関節外症状を認め，難治性もしくは重篤な臨床病態を示す RA」と定義され，血管炎との関連性が明らかでない間質性肺疾患(ILD)等が含まれる日本独自の概念である. 治療の手引き作成にあたっては，血管炎にフォーカスし，ILDは除いて RV のみを対象とした.

　RV は関節破壊が進行した活動性の高い RA にみられることが多いため，抗リウマチ薬で RA の活動性を鎮静化させておくことが重要であるが，発症した RVに対しては重症度に応じた用量のグルココルチコイド(GC)投与を行い，重症例や治療抵抗例では免疫抑制薬を併用する. 免疫抑制薬は重症例ではシクロホスファミド(CY)，軽症例ではアザチオプリン(AZA)が用いられることが多く，CQ で取り上げた. また，近年，生物学的抗リウマチ薬が RA に対して汎用されており，RV に対しても使用される可能性が高いことからCQ に加えた. GC のみによる治療，上記以外の免疫抑制薬，血漿交換療法に関してはエビデンスがなくCQ から外し，最終的に以下の CQ に決定した.

CQ1：リウマトイド血管炎に対してグルココルチコイドと免疫抑制薬の併用は有用か？

　CQ1-1：リウマトイド血管炎に対してグルココルチコイドと静注シクロホスファミドパルスの併用は有用か？

　CQ1-2：リウマトイド血管炎に対してグルココルチコイドとアザチオプリンの併用は有用か？

CQ2：リウマトイド血管炎に生物学的抗リウマチ薬は有用か？

2. CQ1 の推奨のまとめ

CQ 1	リウマトイド血管炎に対してグルココルチコイドと免疫抑制薬の併用は有用か？		
	推奨	推奨の強さ	エビデンスの確実性
①	全身症状を伴うリウマトイド血管炎[*1]の寛解導入治療では，抗リウマチ薬あるいはグルココルチコイド単独よりも，グルココルチコイド＋静注シクロホスファミドパルスを提案する．	弱い	非常に低
②	皮膚に限局したリウマトイド血管炎の寛解導入治療では，抗リウマチ薬単独よりもグルココルチコイド＋アザチオプリン[*2]を提案する．	弱い	非常に低

＊1：全身症状を伴うリウマトイド血管炎とは，血管炎による臓器病変があり漿膜炎や強膜炎などの関節外病変や発熱，体重減少を伴うリウマトイド血管炎を指す．

＊2：アザチオプリンの開始前に NUDT15 遺伝子多型検査を行い，本剤の適応を判断すること．

3. CQ1 の推奨と解説

CQ 1-1	リウマトイド血管炎に対してグルココルチコイドと静注シクロホスファミドパルスの併用は有用か？		
	推奨	推奨の強さ	エビデンスの確実性
①	全身症状を伴うリウマトイド血管炎*¹の寛解導入治療では，抗リウマチ薬あるいはグルココルチコイド単独よりも，グルココルチコイド＋静注シクロホスファミドパルスを提案する．	弱い	非常に低

*1：全身症状を伴うリウマトイド血管炎とは，血管炎による臓器病変があり漿膜炎や強膜炎などの関節外病変や発熱，体重減少を伴うリウマトイド血管炎を指す．

1 背景

　難治性の RV 治療において GC＋静注シクロホスファミドパルス（IVCY）併用療法が用いられ実臨床下で一定の評価がなされている一方，IVCY 以外の治療法が選択されることもある．RV における GC＋IVCY を他治療よりも優先させるべきかどうかは臨床上，問題である．

2 解説（エビデンスの要約）

　本 CQ に関するランダム化比較試験（RCT）は存在せず，検索期間外ではあるが日本皮膚科学会によるガイドライン[1)2)]でも取り上げられている 1 件の単施設後ろ向き観察研究の論文が採用された．治療は主治医の裁量によって選択され，GC＋IVCY（21 例）とその他の治療（24 例）が比較されている．
　「重大」なアウトカムにおける GC＋IVCY のその他の治療に対する効果推定値は，望ましい効果について，死亡〔1,000 人当たり 54 人減少（−311〜204）〕，再燃〔1,000 人当たり 304 人減少（−574〜−34）〕であった．一方，望ましくない効果については，敗血症〔1,000 人当たり 71 人増加（−64〜307）〕であった．
　「重要」なアウトカムにおける GC＋IVCY のその他の治療に対する効果推定値は，望ましい効果について，下肢潰瘍新規出現〔1,000 人当たり 238 人減少（−465〜−12）〕，感覚障害改善〔1,000 人当たり 233 人増加（−192〜659）〕，下肢潰瘍改善〔1,000 人当たり 350 人増加（−254〜954）〕であった．一方，望ましくない効果については，好中球減少〔1,000 人当たり 417 人増加（151〜682）〕であった．

3 ワーキンググループ会議

① アウトカム全般に関するエビデンスの確実性はどうか？

　採用した論文は，「バイアスのリスク」（後方視的な観察研究，交絡の調整なし），「非直接性」（GC の投与方法が CQ と異なる），「不精確さ」に関して，1〜2 段階のグレードダウンがあった．すべてのアウトカムでエビデンスの確実性は「非常に低」であった．全体のエビデンスの確実性は「非常に低」とした．

② 利益と害のバランスはどうか？

　「重大」なアウトカムでは，GC＋IVCY は他治療と比較して有意差はないものの，死亡・再燃が減少，重篤な副作用が増加の方向性であった．総合的には，「おそらく介入を支持する」とした．このほか，「重大」ではないが「重要」なアウトカムについても，治療 4 か月後の下肢潰瘍改善・感覚障害改善，治療開始後 48 か月の下肢潰瘍再発減少について，GC＋IVCY 群のほうが優れていた．

③ 患者の価値観や意向はどうか？

　価値観に関する報告は得られなかった．アウトカムの重要性については「ばらつきの可能性は低い」と思われ，患者インタビューでも，アウトカムの種類・重要性について賛同が得られた．しかし，治療内容については GC や免疫抑制薬の副作用の懸念などから，患者の選択にはばらつきが生じる可能性がある．

④ 正味の利益とコストや資源のバランスはどうか？

　同定された研究エビデンスはない．しかし，効果の

観点，GC＋IVCY は一般的に行われている治療法でありコストは高くないことから，「おそらく介入を支持する」．

⑤　推奨のグレーディング

　利益と害のバランスからは GC＋IVCY の有用性が上回ることが示唆され，「介入が支持された」．採用した論文はエビデンスの確実性は「非常に低」ため，「提案」（弱い推奨）とした．

4　関連する他の診療ガイドライン等の記載

　2011 年，日本皮膚科学会より発表された，「創傷・熱傷ガイドライン委員会報告 4：膠原病・血管炎に伴う皮膚潰瘍診療ガイドライン」が，RV に対する GC，免疫抑制薬，DDS，TNF 阻害薬の有用性について言及している[1]．2017 年，日本皮膚科学会より発表された，「血管炎・血管障害診療ガイドライン 2016 年改訂版」が，RV に対する標準的治療，生物学的製剤の有用性について言及している[2]．2018 年，日本循環器学会など複数の学会が参加した合同研究班より発表された，「血管炎症候群の診療ガイドライン 2017 年改訂版」が，MRA の治療に関する推奨を示している[3]．

5　今後の研究の可能性

　系統的に十分な治療を行う対照群（GC 大量療法）と比較した GC＋IVCY 併用療法の有用性を，適正なアウトカムを用いて前向きに検証する必要がある．

6　採用論文リスト

Scott DG, et al. Am J Med 1984：76：377-384.

7　エビデンスプロファイル，Evidence to Decision テーブル

　推奨作成関連資料④参照．

8　参考文献

1) 藤本　学，他．日皮会誌 2011；121：2187-2223.
2) 古川福実，他．日皮会誌 2017；127：299-415.
3) 日本循環器学会．血管炎症候群の診療ガイドライン（2017 年改訂版）.

▶ 推奨作成関連資料一覧（推奨作成関連資料④に掲載）
資料 1-1 CQ1-1 文献検索式と文献選択
資料 1-2 CQ1-1 リスク・バイアステーブル
資料 1-3 CQ1-1 エビデンスプロファイル
資料 1-4 CQ1-1 Evidence to Decision テーブル

CQ 1-2	リウマトイド血管炎に対してグルココルチコイドとアザチオプリンの併用は有用か？		
	推奨	推奨の強さ	エビデンスの確実性
②	皮膚に限局したリウマトイド血管炎の寛解導入治療では，抗リウマチ薬単独よりもグルココルチコイド＋アザチオプリン*1を提案する．	弱い	非常に低

＊1：アザチオプリンの開始前に NUDT15 遺伝子多型検査を行い，本剤の適応を判断すること．

1　背景

　RV 治療において AZA が併用され実臨床下で一定の評価がなされている一方，csDMARD 等を用いた RA 治療強化など，GC＋AZA 以外の治療法が選択されることもある．RV における GC＋AZA を他治療よりも優先させるべきかどうかは臨床上，問題である．

2　解説（エビデンスの要約）

　本 CQ に関しては検索期間外ではあるが 1 件の単施設 RCT を報告した文献があり採用された．
　皮膚に限局した RV 19 例が GC＋AZA（A 群）（8 例）と古典的合成疾患修飾性抗リウマチ薬（csDMARDs）継続（B 群）（11 例）の二群に分けられた RCT である．
　「重大」なアウトカムにおける GC＋AZA の csD-

MARDs 継続に対する効果推定値は，望ましい効果について，死亡〔1,000 人当たり 182 人減少（−410〜46）〕であった．一方，望ましくない効果については，重症感染症〔1,000 人当たり 159 人増加（−186〜504）〕であった．

「重要」なアウトカムにおける GC＋AZA の csD-MARDs 継続に対する効果推定値は，望ましい効果について，皮膚血管炎改善率（3 か月）〔1,000 人当たり 352 人増加（−74〜779）〕，関節外病変改善率（3 か月）〔1,000 人当たり 429 人増加（−62〜795）〕，皮膚血管炎改善率（18 か月）〔1,000 人当たり 330 人増加（−43〜703）〕，関節外病変改善率（18 か月）〔1,000 人当たり 405 人増加（−68〜877）〕であった．

3　ワーキンググループ会議

①　アウトカム全般に関するエビデンスの確実性はどうか？

採用した論文は，「バイアスのリスク」（非盲検，アウトカム評価者の盲検不明），「不精確さ」（少数例での検討，効果推定値の信頼区間が広い）を考慮し，各アウトカムのエビデンスの確実性は「非常に低」であった．全体のエビデンスの確実性も「非常に低」となった．

②　利益と害のバランスはどうか？

「重大」なアウトカムについて，GC＋AZA により重篤な有害事象は増加したが，死亡は減少し，「おそらく介入を支持する」と結論づけた．なお，「寛解」の定義がなく「寛解」アウトカムは利用できなかったが，「重要」なアウトカムとして症状改善（皮膚血管炎，関節外病変）が検討されている．治療開始後 3 か月および 18 か月後での皮膚血管炎の改善率・関節外病変の改善率は GC＋AZA が優れており，これらを考慮すると，さらに介入が支持される方向となる．

③　患者の価値観や意向はどうか？

価値観に関する報告は得られなかった．アウトカムの重要性については「ばらつきの可能性は低い」と思われる．しかし，治療内容については GC や免疫抑制薬の副作用の懸念などから，患者の選択にはばらつきが生じる可能性がある．

④　正味の利益とコストや資源のバランスはどうか？

同定された研究エビデンスはない．しかし，効果の観点，一般的に行われている治療法で生物学的製剤と比べればコストは高くないことから，「おそらく介入を支持する」．

⑤　推奨のグレーディング

採用した論文における利益と害のバランスから介入群を支持する．本論文のエビデンスの確実性が「非常に低」であることも勘案し，「提案する」（弱い推奨）とした．

4　関連する他の診療ガイドライン等の記載

皮膚に限局した RV に関する他の診療ガイドラインはない．

5　今後の研究の可能性

系統的に十分な GC 治療を行う対照群と比較した GC＋AZA の有用性を，適正なアウトカムを設定したうえで，寛解導入治療，寛解維持治療において系統的に検証する必要がある．

また，GC＋AZA と GC＋メトトレキサート（MTX）との比較検討も行う必要がある．

6　採用論文リスト

Heurkens AH, et al. Arch Intern Med 1991；151：2249-2254.

7　エビデンスプロファイル，Evidence to Decision テーブル

推奨作成関連資料④参照．

▶ 推奨作成関連資料一覧（推奨作成関連資料④に掲載）
資料 1-5 CQ1-2 文献検索式と文献選択
資料 1-6 CQ1-2 リスク・バイアステーブル
資料 1-7 CQ1-2 エビデンスプロファイル
資料 1-8 CQ1-2 Evidence to Decision テーブル

4. CQ2 の推奨と解説

CQ 2	リウマトイド血管炎に生物学的抗リウマチ薬は有用か？		
	推奨	推奨の強さ	エビデンスの確実性
①	治療抵抗性あるいは再発性のリウマトイド血管炎では，TNF 阻害薬あるいはリツキシマブ*1 の使用を考慮してもよい．	弱い	非常に低*2

*1：保険適用外．使用上の注意（p ii, p3）参照．
*2：ランダム化比較試験・治療比較研究がないため，エビデンスの確実性は「非常に低」とした．

1 背景

生物学的抗リウマチ薬（bDMARDs）は RA 治療において，臨床症状の改善，関節破壊の進行抑制，関節機能や日常生活動作，さらには患者 QOL の改善などについて高いエビデンスを有し，日常臨床ではおもに MTX 効果不十分な症例を対象として汎用されている．しかし，RV に対する bDMARDs の有効性やその位置づけは明らかではない．

2 解説（エビデンスの要約）

RV に対する TNF 阻害薬（インフリキシマブ，エタネルセプト，アダリムマブ，ゴリムマブ，セルトリズマブ・ペゴル），IL-6 阻害薬（トシリズマブ），T 細胞選択的共刺激調節薬（CTLA4・IgG-Fc 融合蛋白：アバタセプト）による bDMARDs 治療の研究についてまとめた．すべての bDMARDs に関して RV に対する RCT や比較研究は存在せず，「重大」なアウトカムである「血管炎の寛解」について 2 つの「比較なし」後方視研究を推奨の根拠とした．

CY および GC に抵抗性の持続性または再発性の活動性リウマトイド血管炎に対する TNF 阻害薬の効果を調査した多施設研究で，RV 9 例に対する TNF 阻害薬による 6 か月での寛解は 6 例であった．TNF 阻害薬投与 RV 9 例のうち 3 例に重篤な感染症を認め，このうち 2 例で投与中止となっている．

リツキシマブ（RTX）の RA に対する多施設レジストリーのうち，活動性リウマトイド血管炎に対する効果をみた研究では，RV 17 例の RTX 投与による 3, 6, 12 か月の完全寛解はそれぞれ 8 例（47%），12 例（71%），14 例（82%）であった．そのうち 3 例に重篤な感染症を認め（6.4/100 人・年），このうち 1 例が死亡した．

bDMARDs の有効性の評価と直接の関連はないが，2014 年の米国単施設の RV 74 例についての報告では

21 例が bDMARDs（TNF 阻害薬 12 例，RTX 6 例，その他 3 例）で治療されている実態も確認できた．

3 ワーキンググループ会議

① アウトカム全般に対するエビデンスの確実性はどうか？

bDMARDs の RV に対する RCT および比較研究はなく，サンプル数の少ない後方視研究のみである．前述〔Ⅲ章 システマティックレビュー，エビデンスの確実性の評価と推奨の作成 2．エビデンスの確実性の評価（p11）を参照〕のとおり，エビデンスの確実性は「非常に低」とした．

② 利益と害のバランスはどうか？

RV に対する TNF 阻害薬および RTX の使用により血管炎の寛解が期待できる．一方で，その使用により重篤な感染症のリスクが増加する可能性がある．しかし，RV 自体による臓器障害や生命予後不良のリスクがあること，他の免疫抑制療法においても感染症を含む重篤な副作用の可能性があること，などを考えると特に治療抵抗例においては「bDMARDs の使用は支持される」と考えられる．

③ 患者の価値観や意向・希望はどうか？

「重大」なアウトカムについては「おそらくばらつきはない」ものと思われる．bDMARDs は RV に対するエビデンスは低いが，RA において日常的に使用されている薬剤であり，その使用については十分な説明のうえで患者の受け入れが可能と考えられる．

④ 正味の利益とコストや資源のバランスはどうか？

同定された研究エビデンスはない．しかし，特に治

療抵抗例においては bDMARDs の使用は「支持される」
と考えられる.

⑤　推奨のグレーディング

　RV における bDMARDs のうち TNF 阻害薬と RTX に
ついては比較対象の存在しない症例集積研究であり,
エビデンスの確実性は「非常に低」.しかし RA の治療
薬として実臨床で用いられていることも考慮し,これ
らの bDMARDs の使用を「考慮してもよい」とした.

4　関連する他の診療ガイドライン等の記載

　日本皮膚科学会による「血管炎・血管障害診療ガイ
ドライン 2016 年改訂版」[1),] 2018 年,日本循環器学会
などによる「血管炎症候群の診療ガイドライン 2017 年
改訂版」[2)] に MRA の治療の推奨がある.

5　今後の研究の可能性

　TNF 阻害薬と RTX 以外の bDMARDs を含めて血管
炎の寛解や再燃などのアウトカムを設定した前向き研
究,特に GC との比較研究が望まれるが,RV 自体の頻
度が低いこと,RA 自体に使用されている症例も少な
くないことなどから実現可能性は低いと考えられる.

6　採用文献

Puéchal X, et al. Ann Rheum Dis 2008;67:880-884.
Puéchal X, et al. Arthritis Care Res(Hoboken)2012;
64:331-339.
Makol A, et al. Rheumatology(Oxford)2014;53:890-
899.

7　Evidence to Decision テーブル

推奨作成関連資料④参照.

8　参考文献

1)　古川福実,他.日皮会誌 2017;127:299-415.
2)　日本循環器学会.血管炎症候群の診療ガイドライ
　　ン(2017 年改訂版).

▶ 推奨作成関連資料一覧(推奨作成関連資料④に掲載)
資料 2-1 CQ2 文献検索式と文献選択
資料 2-2 CQ2 Evidence to Decision テーブル
資料 2-3 CQ2 アブストラクトテーブル

5. 医療消費者への
インタビュー結果

治療の手引きであげられたCQは治療のことを知らない患者さんにとって役立つ，との意見であった．アウトカムの種類と重要性に関して，賛同いただいた．推奨文に関して，推奨の方向性や強さが伝わるだけでなく，推奨文によっては「何としても治す」，という姿勢が伝わるのでよいとのことであった．また，治療の流れについて，図などの利用により医師と患者で共有できるとよいとの意見をいただいた．

CQ以外の治療について，（皮膚潰瘍の予防などに関する）生活指導，軟膏や外用薬の記載について意見があった．

また，診療体制について，様々な臓器に症状がでるので一人の先生だけが診療するのではなく，複数診療科の医師が診療に参加することを希望された．

V 治療の評価・普及・改訂

1. 治療の手引きの普及促進要因と阻害要因

本治療の手引きの作成後は，厚生労働科学研究費補助金 難治性血管炎に関する調査研究班および関連学会の協力を得て，普及に努める．普及促進・阻害要因として，①本治療の手引き自体の要因，②提供側の要因，③利用者側の要因に分けて考察する．

本治療の手引き自体の普及促進要因として，「クイックリファレンス」や図を用いることで医療消費者が理解しやすい内容としたこと，推奨作成関連資料の公開により医療提供者が必要とする情報を入手しやすいように配慮したことがあげられる．またパブリックコメントを募集するとともに，ワーキンググループメンバーを推薦していただいた関連学会に内容の確認と学会承認を依頼し，医療提供者からの意見を取り入れた．提供側の普及促進要因として，書籍での出版・販売を行うが，簡易版については学会，厚労省研究班，日本医療評価機構（Minds）などのホームページを利用して無償で提供することがあげられる．また，医療提供者（学会など）と医療消費者（患者会など）の関連各機関に協力要請を行い，研究会・講演会などを開催して普及に努める．利用者側の普及促進要因として，治療の手引き作成に際して，医療消費者の意見を取り入れ，内容を検討したことがあげられる．医療消費者における治療の手引きの認知度をあげるため，普及活動を積極的に行う．

2. 外部評価と関連学会による承認

診療ガイドラインは，その作成プロセスにおけるエビデンスの検索と要約の方法，推奨の作成方法などの質についての外部評価を受ける必要がある．本治療の手引きは，Minds に AGREE Ⅱ による評価を依頼した．外部評価の指摘は，可能な限り本治療の手引きに反映させた〔「作成資金」（p8），「推奨の作成」（p11）〕．反映できなかった内容は，改訂時の検討事項とした．

各ワーキンググループ委員を推薦いただいた関連学会に本治療の手引き内容の確認（自由形式によるパブリックコメント募集）を依頼した．いただいたコメントについて，ワーキンググループで内容を検討し，好酸球性多発血管炎性肉芽腫症（EGPA）および結節性多発動脈炎（PAN）における 1996 FFS の図の追加，各疾患の推奨作成資料の修正を行った．また，学会としての承認を依頼した．

3. モニタリングと監査

本治療の手引きの公開後，適用可能性を検証するためにモニタリングを実施する．利用状況のベンチマークとして，「難治性血管炎に関する調査研究班領域横断分科会」は 2020 年度から 2022 年度にかけて，普及に関するアンケートを実施する．モニタリングの指標としては

① 浸透度および利用状況
② 既存のガイドライン等との利用状況の比較
③ 各推奨の遵守状況
④ 各推奨におけるエビデンスプラクティスギャップの程度とその理由

があげられる．

一方，監査については，以下の内容が Quality Indicator として設定可能である．

① 推奨で提示された治療によって得られた，各クリニカルクエスチョン（CQ）で設定された望ましいアウトカムの達成率
② 推奨で提示された治療によってもたらされた，各 CQ で設定された望ましくないアウトカムの発生率
③ 推奨で提示された治療によって得られた，健康関連 QOL 指標の改善率

難治性血管炎に関する調査研究班で実施予定のアンケートによって，モニタリングで示された各項目の状況を確認する．また，EGPA については AMED 難治性血管炎診療の CQ 解決のための多層的研究班と難治性血管炎に関する調査研究班が共同で行う難病プラットフォームを用いた疫学調査によってもモニタリング項目を検討することが可能である．さらに，治療内容および治療の有効性と安全性を多施設共同コホート研究，臨床調査個人票，保険データベース解析研究などから収集し，診療内容の質の変化を評価する．

4. 治療の手引きの改訂

本治療の手引き公表の 3 年後，あるいは臨床的に重要な推奨事項を修正する必要性が考えられる場合には予定より早い時期であっても，難治性血管炎に関する調査研究班あるいはその時点での後継の研究組織と関連学会が本治療の手引きの改訂について協議する．改訂時点における最新の診療ガイドライン作成方法に則り，今回の治療の手引きと同等，あるいはより質の高い内容を目指し，改訂作業を立案・実施する．

索 引

抗リン脂質抗体症候群，好酸球性多発血管炎性肉芽腫症，結節性多発動脈炎，リウマトイド血管炎の治療の手引き2020

ISBN978-4-7878-2462-2

2021年3月12日　初版第1刷発行
2022年7月7日　初版第2刷発行

編 集 者	厚生労働科学研究費補助金（難治性疾患政策研究事業） 難治性血管炎に関する調査研究　針谷正祥
発 行 者	藤実彰一
発 行 所	株式会社　診断と治療社
	〒100-0014　東京都千代田区永田町2-14-2　山王グランドビル4階
	TEL：03-3580-2750（編集）　03-3580-2770（営業）
	FAX：03-3580-2776
	E-mail：hen@shindan.co.jp（編集）
	eigyobu@shindan.co.jp（営業）
	URL：http://www.shindan.co.jp/
本文イラスト	松永えりか
印刷・製本	三報社印刷株式会社

© 一般社団法人日本リウマチ学会，2021. Printed in Japan.　　　　　　　[検印省略]
乱丁・落丁の場合はお取り替えいたします．